CIVITA-VECCHIA.

Ic 6 02

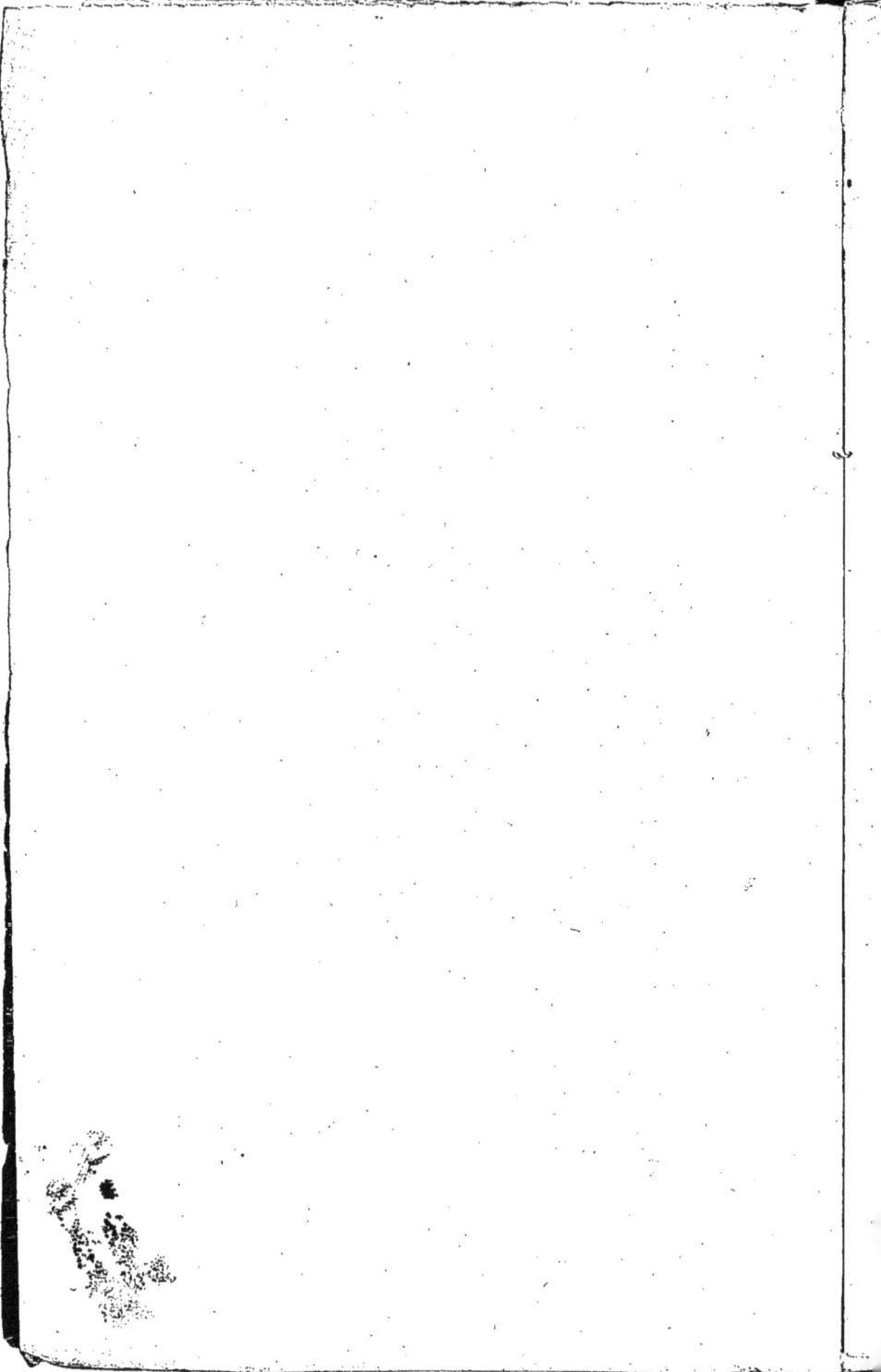

CIVITA-VECCHIA.

TOPOGRAPHIE MÉDICALE,

HISTOIRE DE L'ENDÉMO-ÉPIDÉMIE DE 1850,

ET

NOTICE SUR LES EAUX THERMALES;

PAR M. LE Dr FÉLIX JACQUOT,

Médecin en chef de l'hôpital militaire de Civita-Vecchia;
L'un des rédacteurs de la *Gazette Médicale* de Paris; chevalier de l'ordre de Pie IX;
Ancien chef de clinique à l'hôpital militaire d'instruction de Metz;
Membre correspondant de l'Académie royale des Géorgyphiles de Florence,
de l'Académie Tibérine de Rome,
de l'Académie des Sciences, Lettres et Arts de Nancy,
de l'Académie médico-chirurgicale de Ferrare,
des Sociétés de médecine de Lyon, Montpellier, Metz,
Nancy, etc.

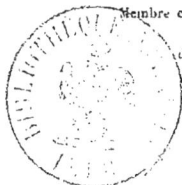

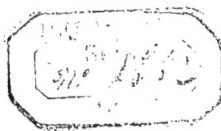

PARIS,

IMRIMÉ PAR HENRI ET CHARLES NOBLET,

RUE SAINT-DOMINIQUE, 56.

—

1853

CIVITA-VECCHIA.

TOPOGRAPHIE MÉDICALE,

HISTOIRE DE L'ENDÉMO-ÉPIDÉMIE DE 1850,

ET

NOTICE SUR LES EAUX THERMALES,

I. — *Topographie médicale de Civita-Vecchia.*

Civita-Vecchia a succédé, après les vicissitudes des temps et des évènements, à l'ancienne Centumcellæ, qui date de l'époque étrusque. Son lustre ne remonte guère qu'à Trajan, qui y fonda des thermes et une villa impériale, et fit établir un port dont les modernes ont à peu près conservé le dessin, puisque les murs actuels reposent sur les vieilles constructions romaines. Au moyen âge, Civita-Vecchia subit le sort commun des villes latines : ruinée bien des fois, elle se releva péniblement pour tomber encore et surgir de nouveau. En 1632, Civita-Vecch'a ne comptait que 546 habitants; en 1761, cette ville en nourrissait déjà 4,000; aujourd'hui, elle est peuplée de 7,500 âmes.

Par 42° 5' 24" lat. N., et 29° 17' long. E., sur les dernières ondulations de collines qui viennent mourir dans la mer, la ville de Civita-Vecchia est assise le long du rivage tyrrhénien, qui court du N. N.-O. au S. S.-E. Les collines s'élèvent rapidement en s'enfonçant dans les terres, et ne tardent pas à se grouper en une chaîne dont la direction suit à peu près le rivage. Le résultat capital de cette grande disposition, c'est de frustrer presque entièrement la ville du bénéfice des vents salubres de l'est. Quelques chaînons se détachent du massif principal et se projettent vers la mer ; mais, vu leur peu d'altitude et leurs interruptions, ils ne constituent pas un rempart suffisant contre les vents qui viennent, d'une part, du N. et du N.-O., d'autre part, du S.-O., après avoir balayé le rivage bas et palustre de la mer de Tyrrhène. Les vents terrestres du N. se font plus sentir que les vents terrestres du S. En effet, la côte maremmatique de Toscane, en courant du S.-E. au N.-O., empiète sur la mer, s'étale sur Civita, qu'elle couvre pour ainsi dire, et multiplie ainsi les terres au nord ; tandis qu'au sud celles-ci fuient et font retrait au S.-E., en abandonnant ainsi la place à la mer, sur laquelle passent conséquemment les vents du S. et du S.-O., si fréquents dans ces contrées.

Une chaîne de monticules qui s'allonge au S.-E. de Civita et vient mourir dans la mer, lui forme, de ce côté, un léger abri contre les vents terrestres ; au nord, rien de pareil. Cette particularité, jointe à la direction du rivage, contribue à rendre moins dangereux les vents méridionaux, qui sont surtout marins, partant relativement salubres, et qui, en second lieu, reçoivent un peu de déviation, grâce à la chaîne que nous avons indiquée. On n'aura donc pas lieu de s'étonner que la face septentrionale de la ville ne l'emporte pas en salubrité sur la face méridionale.

Les vents marins du S., peu miasmatiques par eux-mêmes, exercent une autre influence malfaisante, comme nous le verrons bientôt.

Nous avons dit que Civita est couvert à l'est par une chaîne élevée ; cette ville reçoit, au contraire, directement tous les vents du S. et du S.-O., de l'O. et du N.-O. S'il existait une large coupure dans ce rempart montagneux, ces vents, y trouvant une issue, établiraient un courant continu d'air marin et salubre, qui passerait sur Civita pour se perdre ensuite dans les terres ; mais leur écoulement se trouve gêné dans l'est, par les montagnes qui les arrêtent jusqu'à un certain point, et les font pour ainsi dire refluer vers le rivage. Aussi les vents, quoique souvent impétueux à Civita, sont-ils plutôt des courants partiels, que ces courants de longue haleine, si propres à brasser, à renouveler l'atmosphère, et à assainir une vaste contrée.

Quand les vents du S. et du S.-O., marins et peu miasmatiques par eux-mêmes, comme nous l'avons dit, viennent à souffler, ils agissent néanmoins défavorablement à la santé publique, en activant, par leur chaleur et par leur humidité, la dissolution des miasmes charriés par les vents terrestres ; et cela, sans préjudice de leur action énervante, due à la chaleur humide.

Caractérisons en peu de mots les vents qui soufflent à Civita-Vecchia. Le N. est froid ; le N.-O. froid et humide, parfois violent et tempétueux : c'est le mistral modifié par son passage sur la mer ; le N.-E. froid et sec, souvent impétueux pendant l'hiver : on l'appelle Tramontana ; l'Est est assez doux et sec ; l'Ouest, zéphire, savonien, doux et humide. Tous les vents du S. sont chauds : le S.-E., Sirocco, est doué d'une influence énervante trop connue pour qu'il soit nécessaire d'insister ; le S.-O., plus humide encore peut-être, exerce une influence à peu près semblable, amène des pluies l'été, des tempêtes l'hiver et aux approches de cette saison. La fin de l'été et l'automne sont l'époque où ces derniers vents soufflent avec le plus de fréquence. Pour terminer, nous devons indiquer le jeu alternatif des vents de terre et des brises de mer : il n'offre point de particularité qui le fasse sortir des lois générales indiquées par la physique et par l'expérience, et si généralement connues, que tout détail devient inutile.

La campagne de Civita-Vecchia est désolée, nue, inculte ; on peut aujourd'hui encore l'appeler *desolata campagna*, qualificatif que Torraca (1) lui donnait il

---

(1) Torraca, *Delle antiche terme Taurinæ di Civita-Vecchia, e delle native ed avventizie qualità di sua atmosfera;* Roma, 1761.

y a près d'un siècle Si on en excepte quelques villas éparses, et quelques fermes rares dont les clos
sont égayés par des arbres, on ne rencontre que terrains incultes, pentes ravinées, landes dépouillées
et sèches, maquis sauvages, parsemés de quelques
parcelles où la main du laboureur jette des céréales
chaque trois ou quatre années. Si la nature ne faisait
croître, sans le secours de l'homme, de l'herbe sur
les collines nues et dans les plaines, la campagne de
Civita-Vecchia offrirait l'image du désert.

Il suffit, dit Torraca, qu'un territoire soit inculte
et inhabité, surtout quand il est bas, pour que l'air y
soit mauvais et fiévreux. C'est là une observation
qu'on a répétée maintes fois en Algérie. Sans chercher des exemples si loin, nous en trouvons aux
portes mêmes de Civita. Cornetto, dit M. Gerolami(1),
est beaucoup plus salubre depuis que l'industrie
agricole, inconnue à Civita-Vecchia, a entouré la première de ces deux villes d'une large zône de cultures
et d'arbres.

Toute la plage de Civita-Vecchia est si basse, que,
pendant l'été, par les mers calmes, on peut parcou-
rir, en certains endroits, jusqu'à trente ou quarante
pas entre le rivage et l'eau, en foulant une litière
formée d'algues accumulées, de débris en putréfaction, et coupée d'espaces en espaces de flaques où
pullulent des myriades d'animaux maritimes et d'insectes terrestres en décomposition. Quand le flot se
soulève, ou seulement par le flux léger de la Méditer-
ranée, cette bande est noyée par l'eau, puis la mer
basse la laisse de nouveau à l'air, pénétrée d'une
nouvelle humidité. Torraca et M. Gerolami ont déjà
insisté sur ces dispositions. Le fait est que le rivage
se trouve comme ourlé d'une bordure de plantes ma-

(1) Gerolami, *Considerazioni sopra il clima di Civita-Vecchia ed
alcune principali o endemiche malattie che vi dominano*. — In-
torno ad una costituzione epidemica osservata in Civita-Vecchia,
stagione estivo autunnale dell' anno 1850. In *Corr. scient. di Roma*,
1850.

rines si épaisse, qu'en certains endroits cette couche, incessamment battue par l'eau, atteint jusqu'à
un mètre et plus de hauteur. Ces amas d'algues sont
un phénomène si remarquable, qu'un auteur, qui a
traité de la géographie en général, a arrêté son attention sur ce petit coin insignifiant du globe, pour signaler cette particularité (1).

Thouvenel (2), dans son bon livre sur le climat de
l'Italie, a décrit des criques qui s'enfoncent dans la
terre du rivage, et sont encaissées de telle sorte par
des rochers, des monticules et même des bois, que
non-seulement les eaux y croupissent, mais que l'atmosphère stagnante peut y être considérée comme
un véritable marais aérien ; idée qui a été ressuscitée
par le professeur Puccinotti (3), sous la dénomination
de *marais aérostatique*. Or, de pareilles anses déchi-
quettent la plage tyrrhénienne, au nord et surtout
au sud de Civita-Vecchia.

Dans quelques-unes de ces criques, on trouve de
véritables marais fétides, dans toute l'acception du
mot, par exemple sous la ville même, au nord, au
pied des murs de la Darsena et du Lazaret. Ajoutez
que, vers le même point, un marécage d'eau douce
s'accumule dans le fossé des fortifications, et exhale
une odeur des plus pénétrantes.

Ces nombreux foyers palustres ne sont pas les
seuls qui existent autour de Civita-Vecchia, nous aurons à en signaler d'autres encore ; mais quelques
données sont d'abord nécessaires sur la géologie de
la contrée que nous étudions.

L'ossature des montagnes est volcanique ; des tufs
d'origine ignée s'étendent en vastes couches sous la
campagne. Cette couche est quelquefois tellement su-
perficielle, que, sur la route de Cornetto, tout près de

---

(1) Christophorus Cellarius, *Notitia orbis antiqui sive geogra-
phia Plenior*. Lipsiœ, 1701, t. 1, p. 88.

(2) Thouvenel, *Du Climat de l'Italie*, 2 vol. in-8.

(3) Puccinotti, *Storia delle febbri intermittenti, etc.*

Civita, les berges de la route sont creusées dans le
tuf vif. Les tombeaux étrusques qu'on trouve à peu
près au même endroit, et les innombrables hypogées
de l'ancienne Tarquinies (Cornetto), sont également
taillés dans la même matière rocheuse volcanique.
Nous ajouterons que les pierres ponces se trouvent
en foule le long du rivage.

Nous tenions à établir ces faits, parce que M. Dussourd, dans un bon travail envoyé au Conseil, et
M. Orst, dans sa Notice sur Civita, ont contesté la nature volcanique du territoire (1).

L'origine plutonienne est encore établie par d'autres faits géologiques. Dans les maquis qui bordent
la route de Civita à Cornetto, aux environs de la
Torre Orlando, de nombreuses sources, fortement
sulfureuses, sourdent de toute part, et s'étendent en
flaques, dont les eaux louches et opalines, et les vives
exhalaisons, trahissent assez la nature. A quelques
milles de Civita existent, en outre, des eaux thermales
salines et sulfureuses très-abondantes, sur l'une des-
quelles l'empereur Trajan avait établi les thermes
auxquels nous consacrons un chapitre spécial. Cervetri, localité voisine de Civita, possède également
des sources minérales. Strabon dit de l'antique pays de
Thuscia, dont le territoire actuel de Civita fait partie :
Thuscia nec minus abundat quam Baiæ, en eaux
thermo-minérales.

Ainsi, dans le territoire de Civita-Vecchia, tout an-
nonce que le sol, poreux et volcanique, est travaillé
par des élaborations incessantes et profondes, qui se
manifestent au dehors sous forme d'exhalaisons sulfureuses. On sait quel rôle important on a fait jouer,
dans ces derniers temps, aux émanations de cette
nature, considérées comme miasmes fébrigènes.

---

(1) M. Vuillet, chirurgien-major du 32e de ligne, dans son rapport sur l'état sanitaire de ce régiment, travail qu'il nous a obli-
geamment communiqué, signale, comme nous, la nature volcanique
du sol.

Les produits volcaniques gisent ordinairement entre la couche d'alluvion qui occupe la superficie, et les dépôts neptuniens qui constituent la profondeur du sol. Telle est la grande disposition générale. Nous avons vu que, sur plusieurs surfaces étendues, le tuf volcanique s'étend en lames superficielles ; ces gisements rocheux retiennent les eaux pluviales et produisent des stagnations, ou, tout au moins, entretiennent et perpétuent l'humidité du terrain. Les couches d'alluvions sont communément poreuses ; mais il existe cependant des bandes d'argile qui empêchent les eaux de s'infiltrer dans la profondeur du sol. C'est là une nouvelle cause de stagnation. Enfin, les eaux sont encore retenues à la surface de la terre par des dépressions en godets sans issue, comme cela arrive souvent dans les terrains que la main de l'homme n'a pas aménagés pour les besoins de la culture.

Le territoire de Civita-Vecchia n'est pas riche en sources ni en cours d'eau ; cependant, au N. et au S. de la ville, la mer reçoit le tribut de plusieurs courants d'eau douce. Au septentrion, la Mignone, rivière assez forte, a son embouchure à trois lieues de Civita-Vecchia ; ses bords sont bas, et les plaines voisines souvent inondées au loin par ses eaux gonflées : c'est encore là une source de dégagements miasmatiques. A un mille des portes, toujours au N., une petite rivière, qui passe sous le vieux pont Trajan et au pied du Campo-Santo (cimetière), cesse d'être courante pendant l'été, mais conserve toujours des flaques croupissantes et fétides, notamment vers les deux points que nous venons de nommer. Au sud de la ville, on rencontre trois ruisseaux, dont le premier, à un mille du rempart, garde de l'eau une partie de l'été, tandis que les deux autres se dessèchent pendant les chaleurs. Ces trois cours d'eau recèlent toute l'année de petites mares croupissantes éparses, entretenues par des sources, et des espaces humides et fangeux, couverts d'une végétation palustre.

L'embouchure des cours d'eau voisins de Civita

présente une particularité qu'il ne faut pas perdre
de vue. Pendant l'été, lorsque les eaux sont basses,
la barre est si forte qu'elle forme, entre la bouche et
la mer, une digue non interrompue, limitant une
sorte de mare dont les eaux ne se rendent à la mer
qu'en filtrant entre les galets de cette digue ; mais le
flot marin soulevé franchit aisément cette barre, et
mêle ses eaux salées aux eaux douces stagnantes dans
le petit lac. Cette particularité est surtout évidente
sous le Campo-Santo. Ce mélange, comme on le sait,
est généralement considéré comme des plus délé-
tères.

Les *marais-types*, ou marais proprement dits, ne
figurent qu'en seconde ligne parmi les foyers d'in-
toxication dont l'influence se fait sentir à Civita. On
ne trouve guère que trois marécages dans les environs de Cervetri, à plusieurs lieues au S. de Civita,
et quelques autres au N., à une distance à peu près
pareille. On peut augmenter cette liste en y ajoutant
les rivages et les criques où les algues s'accumulent,
et les flaques en chapelets qui persistent dans le lit
des rivières.

Nous ne pouvons passer sous silence certaines
sources miasmatiques dont le siège est éloigné, mais
qui présentent une surface telle et une puissance si
grande, que leur influence ne saurait être révoquée
en doute.

Pline disait de la côte : *tota pestilentia*, qualifica-
tion fort exagérée à cette époque. En effet, le long de
la côte on trouvait des villes de 30,000 âmes, comme
Ostie, et une foule de splendides villas sénatoriales,
témoin celle qu'il possédait lui-même à l'embouchure
du Tibre ; les marais Pontins nourrissaient le peuple
Volsque, et l'on ne comptait pas moins de cinq villes
étrusques dans les environs de Civita-Vecchia, aujourd'hui incultes et inhabitables. Mais, de nos jours
rien n'est plus vrai que le mot de Pline : la côte est
fiévreuse et mortelle, des confins de la Toscane
à ceux du royaume de Naples. Le comte de Tour-

non (1) établit que les surfaces aqueuses y occupent $1/27^e$ de la superficie, tandis que, dans la Sologne, elles ne figurent que pour $1/32^e$ (2).

Les marais Pontins, ceux de Pontano, de Pantana, de Porto-Trajano, d'Ostie et de Maccarese, sont les principaux foyers palustres qu'on trouve au S. de Civita-Vecchia, sans compter une foule de mares, et le littoral fangeux, inculte, désert. L'embouchure du Tibre s'ouvre à douze lieues de Civita, et les vastes marais de Maccarese sont plus rapprochés encore de cette ville. On comprend qu'on puisse, qu'on doive même nier l'influence d'un petit marécage situé à une certaine distance : ses dégagements se diluent dans l'atmosphère et sont dispersés au loin ; mais, quand un pays tout entier est marécageux, la masse de l'atmosphère s'empoisonne, et les courants qui lui arrachent de vastes colonnes d'air pour les transporter ailleurs, sont évidemment saturés d'effluves.

Au nord de Civita-Vecchia s'étendent les maremmes de la Toscane, qui en sont séparées par 8 ou 9 lieues de rivage bas et encombré d'algues amoncelées. La Mignone, la Marta, la Fiora, parcourent cette plage, inondent fréquemment la campagne, et produisent des stagnations aqueuses. On n'a pas oublié que le rivage avance fortement vers l'est, et multiplie ainsi les points de contact des vents avec les terrains palustres.

Nous sommes convaincu que les études de topographie médicale doivent ainsi embrasser un vaste espace, pour y saisir des causes qui, pour être lointaines, exercent cependant une influence puissante. Si, en Algérie, on ne se fût pas contenté d'explorer un voisinage restreint, on n'eût pas, *a priori*, décrété salubres des localités sur lesquelles on a bâti

---

(1) Comte de Tournon, *Études statistiques sur Rome*, etc. Paris 1831.

(2) Travaux de M. Machal, ingénieur en chef des ponts-et-chaussées.

des postes dont l'expérience a subséquemment dé-
montré l'insalubrité.

Résumons-nous, en récapitulant les sources d'in-
toxication palustre qui existent autour de Civita.
Mais rappelons auparavant que, dans deux autres
mémoires (1), nous nous sommes efforcé d'établir
qu'en outre des marais proprement dits, *marais-types*,
il existe une foule d'autres surfaces qui, pour ne pas
présenter la même physionomie que ces marais-types,
n'en jouent pas moins le même rôle, sous l'influence
de certaines conditions ou de certains accidents
hydrologiques, météorologiques ou topographiques.
Quoi qu'il en soit, voici les principales sources qui
impaludent Civita-Vecchia : marais immenses sur le
littoral, au sud et au nord ; plage basse, couverte
d'amas considérables de plantes marines en décomposition, et déchiquetée de criques qui présentent
des conditions pires encore ; inondation de la plaine
par plusieurs rivières, et stagnations temporaires
qui en sont le résultat ; dessèchement de ces cours
d'eau pendant l'été, avec persistance de petites mares
en chapelet ; lagunes où les eaux salées se mêlent aux
eaux douces, à l'embouchure des rivières ; inculture
et nudité d'un sol qui rayonne activement vers les
espaces planétaires ; abondance des rosées, et humidité constante de l'atmosphère.

A Civita-Vecchia, la température est beaucoup plus
égale qu'à Rome, soit qu'on la considère dans l'espace d'une année, soit dans un nycthémère. La
moyenne hivernale est plus élevée de 3 degrés, la
moyenne estivale plus basse de 2° à 3°. Ce bénéfice
est dû au voisinage de la grande nappe méditerra-
néenne, qui, d'après les lois bien connues de la
météorologie, réchauffe l'atmosphère en hiver et la

---

(1) Jacquot, *Recherches sur les causes des fièvres à quinquina en
général, et en particulier sur les foyers qui leur donnent naissance
en Algérie;* mémoire présenté à l'Académie, le 28 juillet 1846. *Gaz.
méd. de Paris.—De l'origine miasmatique des fièvres à quinquina;*
deuxième mémoire présenté à l'Académie, en mai 1851.

rafraichit en été. Les mêmes différences existent entre presque toutes les villes maritimes situées sur le rivage tyrrhénien et les cités assises dans l'intérieur des terres, par exemple entre les maremmes du littoral toscan et Florence (1).

Le peu d'ampleur des oscillations thermométriques nycthémérales ressortira du tableau suivant, dont nous avons nous-même recueilli les chiffres, d'après des observations faites contradictoirement en deux endroits.

	Août.	Sept.	Oct.
		Centig.	
Oscillation thermométrique nycthémérale moyenne..........	6,00	8,00	7,50
— — — maxima absolue..	11,00	11,00	10,0
— — — minima absolue...	2,00	2,00	2,00
Température moyenne	25,51	19,60	18,10
— maxima absolue.........................	30,00	29,00	25,00
— minima absolue......................	19,00	16,00	12,00

A Rome, l'oscillation est beaucoup plus étendue, puisque les registres de l'observatoire nous ont fourni les chiffres suivants pour les huit années de 1843 à 1850.

Mai.......	10,89	centigr. d'oscillation nycthémérale moyenne.			
Juin......	10,94	—	—	—	—
Juillet....	12,09	—	—	—	—
Août......	12,00	—	—	—	—
Septemb..	11,31	—	—	—	—
Octobre..	10,65	—	—	—	—
Année....	10,13	—	—	—	—

Le territoire de Civita-Vecchia nous est maintenant connu aussi bien que sa météorologie; un mot sur la ville elle-même.

Le port de Civita est formé par deux jetées qui, partant de la terre, s'avancent au large. Sur la jetée du nord est bâti le lazaret; celle du S. commence au fort ou citadelle, et se termine par une tour ronde. Une troisième jetée, appelée *ante murale*, s'étend entre les deux extrémités libres des premières, laissant une passe entre elle et chacune de celles-ci. Le port est salubre, aéré; les eaux s'y renouvellent facilement.

---

(1) Salvagnoli Marchetti, *Statistica medica delle Maremme Toscane*.

2

Un point seulement laisse à désirer, c'est l'angle qui
se trouve entre la *Santé* et la petite porte du quai :
les eaux y sont basses, les algues s'y accumulent, et
un égout y vomit des résidus fermentescibles et fétides. Dans le port, entre le lazaret et le palais des
Papes (Rocca), s'ouvre, par un étroit goulot, le bas-
sin appelé *Darsena*, darse. Des murs élevés l'entou-
rent, empêchent les courants d'air de remuer son
atmosphère, concentrent l'humidité, et s'opposent
aux rayons solaires. L'eau de la Darsena n'a pas non
plus la transparence de celle du port. C'est là qu'est
situé le bagne, où sont enfermés 14 à 1,500 forçats.
Le scorbut et les fièvres putrides y ont fait quelques
apparitions, devenues plus rares aujourd'hui.

Les rues neuves de Civita sont larges, renflées par
des places, embellies par des palais ; les autres, notamment l'artère principale, sont étroites, humides.
L'enceinte fortifiée est trop resserrée, malgré l'extension qu'on lui a donnée en joignant le saillant de
deux bastions, opération qui a nui à la défense, mais
a permis de construire le nouveau quartier dit *Guetto*.
Pour loger la population exubérante, il a fallu gagner
en hauteur ce qu'on ne pouvait prendre en superficie ; aussi voit-on des maisons de cinq étages. La
hauteur des constructions fait paraître les rues plus
étroites encore, et empêche le renouvellement de
l'air. Les logements sont fort rares à Civita pour les
étrangers, et les habitants peu aisés s'accumulent par
familles dans d'étroites pièces. La malpropreté exa-
gère encore ces vices dans l'hygiène : les rues sont
médiocrement propres, mais les escaliers des maisons
sont surtout de véritables fumiers. Les appartements
laissent aussi à désirer.

L'eau douce n'est pas en rapport avec les besoins
de la ville. Les vaisseaux dont l'équipage est nombreux sont quelquefois obligés d'aller chercher une
aiguade à quelques lieues plus loin. Un vieil aqueduc
de Trajan, restauré et presque refait par le pape
Clément XI, amène de la montagne une eau de mé-

diocre qualité Elle n'a pas cette saveur fraîche, lé-
gèrement piquante, qu'on trouve à beaucoup des
eaux consommées à Rome. Elle est un peu lourde et
a quelque chose de sirupeux, de sorte qu'agitée en
tournoyant dans un verre, elle laisse une mince couche qui persiste quelques instants sur les parois, au
lieu de retomber immédiatement dans le fond du vase.
En une nuit d'été, cette eau prend souvent une odeur
repoussante, à cause de la quantité de matières vé-
géto-animales qu'elle contient. Elle ne dissout pas
non plus parfaitement le savon.

Des égouts solides et suffisamment multipliés
courent sous la ville. L'abattoir et le *Campo-Santo*
(cimetière) sont hors des murs, au nord des fortifications.

On compte deux hôpitaux romains à Civita-Vecchia : l'un, destiné aux femmes, contient trente lits ;
l'autre, qui reçoit les hommes, civils et militaires,
peut loger trois cents malades. Dans le premier (Orsi,
cité par M. Dusourd), la mortalité a été, pendant dix
ans, de 5 pour 100, et, dans le second, de 4 1/16e.
La mortalité de l'hôpital du bagne a été la même qu'à
l'hôpital des hommes.

Notre hôpital militaire a occupé, jusqu'en 1851, le
Quartierone, fort belle caserne que nous avons dû
céder à la troupe à cette époque. Le soldat valide a
gagné beaucoup à ce changement : on peut mettre
neuf cents hommes dans le *Quartierone*. Auparavant
la troupe était disséminée sur plusieurs stations, dont
quelques-unes, notamment près de la *Chiesa della
morte* (1), laissaient à désirer pour la salubrité. Mais
le soldat malade a beaucoup perdu par sa translation
dans l'aile de l'hôpital civil destinée aux militaires.
Ce bâtiment présente les inconvénients qui suivent,

_____

(1) L'insalubrité de cette caserne, qui a fourni les cas les plus
nombreux et les plus graves, était peut-être temporaire et acci-
dentelle, et aurait tenu alors à ce que les fenêtres manquaient de
châssis et de vitres.

et que nous avons signalés dans un rapport officiel :
situation à la périphérie de la ville, dans une région
moins saine que celle du *Quartierone* ; voisinage des
terres du rempart, dont il n'est séparé que par une
étroite tranchée qu'on pourrait franchir d'un saut ;
humidité provenant de ce voisinage et d'un lavoir
public mal entretenu ; salles du premier, obscures,
malsaines, sans air, percées de fenêtres trop basses.
Les salles du second sont belles, aérées. Un bout du
rempart a été converti en promenoir, avantage que
n'offrait pas le *Quartierone*. Le nombre des lits ne
peut dépasser cent, nombre suffisant sans doute pour
les besoins de la garnison actuelle ; mais la situation
de Civita, les évacuations de Rome, les arrivages de
France, et diverses éventualités probables ou qui se
sont même déjà réalisées autrefois, doivent faire
craindre que l'établissement ne soit trouvé un jour
trop exigu.

La salubrité de Civita-Vecchia doit être considérée
à un double point de vue : sous le rapport des fièvres
endémo-épidémiques, et eu égard aux autres affections.

Les premières atteignent surtout la périphérie de
la ville, du côté de la terre ; la face méridionale n'est
pas plus fiévreuse que la face septentrionale ; nous
avons cherché plus haut à en donner les raisons.
L'insalubrité de la périphérie des villes situées dans
un pays palustre, est un fait acquis à la science ;
l'observation le démontre tous les jours à Rome et
en Algérie : en voici un nouvel exemple bien carac-
téristique recueilli à Civita-Vecchia. Au sud et en
dehors de la ville, à cent pas des fortifications, existe
une maison spacieuse dont les jardins servent d'en-
trepôt de charbon ; en peu d'années, le père, la mère
et quatre enfants y sont morts de la fièvre. De l'autre
côté du rempart, dans la ville, l'insalubrité est in-
comparablement moindre. L'ermite qui dessert la
chapelle de Saint-François-de-Paule, à un mille de
Civita, près de la villa Guglielmotti, n'échappe à la

fièvre qu'à la condition de rentrer tous les soirs en ville et d'y passer la nuit.

Les rares fermes et villas situées autour de la ville cessent d'être habitables en juillet; il n'y reste que le nombre d'hommes strictement nécessaire pour les besoins les plus urgents de la culture et de l'habitation. Ces malheureux, en proie à des rechutes de fièvres qui se reproduisent à courts intervalles, ne peuvent pas travailler la moitié du temps; au bout de quelques années ils deviennent pourtant plus réfractaires au miasme, mais leur constitution est profondément modifiée. Il semblerait que l'imprégnation est à saturation, et que les désordres organiques ainsi que l'appauvrissement du sang n'en poursuivent pas moins leur marche, quoique la maladie se manifeste au dehors par des accès devenus plus rares. Beaucoup de campagnards (villani) sont si profondément imbibés, qu'on me passe le mot, par le poison palustre, que leur vie n'est plus qu'une longue maladie et une perpétuelle souffrance. En avril et mai, époque la plus éloignée de l'endémo-épidémie passée, nous avons encore rencontré dans les chemins des espèces de spectres qui se traînaient pour chercher un rayon de soleil: leur teint anémique, mat et jaunâtre, et leur ventre proéminent, disaient assez qu'ils étaient frappés de cette cachexie paludéenne presque incurable, qui ne finit guère que dans la tombe ou par l'émigration dans un autre climat.

On peut vérifier à Civita-Vecchia cette loi, qu'il faut une certaine altitude pour garantir une localité des miasmes de la plaine ou du rivage. Sur une colline de peu d'élévation, tournée vers la mer, à un mille à peu près de Civita-Vecchia, est bâti le couvent des capucins. Il est si insalubre, que les religieux sont obligés de le quitter à l'approche de l'endémo-épidémie, pour venir occuper un petit couvent au lazaret. En 1755, nous apprend Torraca, douze capucins ayant passé l'été dans le grand couvent, ont tous eu la fièvre. La Tolfa et Allumiera, bourgs situés dans

la montagne, au milieu des bois, à plusieurs centaines
de mètres de hauteur, sont, au contraire, préservés
de l'endémo-épidémie.

Il n'est pas facile de comparer rigoureusement Civita-Vecchia à Rome, sous le rapport de l'intensité
de l'endémo-épidémie. Certes, on ne rencontre pas
dans l'enceinte de Civita-Vecchia, habitée sur tous les
points, des régions aussi insalubres que certains
quartiers qui, pour être dans les murs de Rome, n'en
sont pas moins presque déserts ; mais, d'autre part, je
ne pense pas qu'il existe, dans n'importe quel endroit
de Civita, une presque immunité pareille à celle dont
on peut se flatter dans quelques lieux privilégiés de
Rome. Aussi, l'adage suivant a-t-il cours à Civita :
Jusqu'en août et septembre, une bonne habitation et
un sage régime préservent de la fièvre ; mais, à partir
de cette époque, personne ne peut se flatter d'y échap-
per. Somme toute, et en tirant une sorte de moyenne
de salubrité, on peut, je crois, avancer que Civita-
Vecchia est moins insalubre que la capitale. Cependant, d'après les statistiques officielles que M. Philippe, chirurgien-major à l'hôpital militaire de Civita,
a eu l'obligeance de compulser pour nous, la mortalité, de 1841 à 1851, aurait été de 2,71 pour 100 ;
tandis que, d'après Mgr Morichini (1), elle n'aurait
atteint que 2,68 pour 100 à Rome, de 1831 à 1851.
Il est nécessaire de faire remarquer que les périodes
d'observation ne sont pas les mêmes, et que la com-
paraison n'est conséquemment pas rigoureuse.

Nous avons parlé de la salubrité des différentes
parties de la ville au point de vue des fièvres palustres ; livrons-nous à la même investigation au
point de vue de toutes les maladies considérées en
bloc.

Les quartiers les moins sains sont les rues étroites
dans lesquelles s'entasse une nombreuse popula-

---

(1) Morichini, *Degli instituti di carità publica in Roma*, etc.
2 vol. in-8. Rome, 1842

tion. La nouvelle *Rione* du *Guetto* ou *Sant'Antonio*, habitée par des gens peu aisés, est pourtant, grâce à ses rues spacieuses, plus saine que les autres quartiers plus riches, mais plus resserrés. La grande rue *San Francesco*, le Corso de Civita-Vecchia, si commerçante et si populeuse, pèche par la salubrité, ainsi que les ruelles étroites qui s'abouchent dans cette artère principale, ou la suivent parallèlement. Etreinte par de hautes maisons, humide et privée de soleil, elle exhale souvent une insupportable odeur provenant des cuisines, des denrées alimentaires qui encombrent les boutiques, et des monceaux de morues accumulés dans les magasins. Nous avons déjà parlé des conditions également défavorables qui se rencontrent au bagne et à la *Darsena*. Or, ces deux derniers lieux, la rue San Francesco et les aboutissants appartenant aux deux *Rioni Santa Maria* et *San Francesco*, sont plus insalubres que le quartier du *Guetto* ou *Sant' Antonio*, comme vont en faire foi les statistiques suivantes. La région *San Francesco* a été récemment assainie par l'établissement de deux vastes places dont l'une porte son nom, et dont l'autre conserve celui du fondateur du port de Civita-Vecchia (*piazza Trajana*).

Voici ces statistiques, extraites par **M.** Philippe des registres officiels :

Mouvement de la population de Civita-Vecchia, de 1841 à 1851.

QUARTIERS.	POPULATION	NAISSANCES.	DÉCÈS.	MARIAGES.
Sant' Antonio ou Guetto, au sud de la ville.....	2,900	781 ou 2,78 0/0	584 ou 2,08 0/0	181 ou 0,64 0/0
San Francesco, au centre de la ville.	2,600	1,102 ou 4,23 0/0	769 ou 2,95 0/0	284 ou 1,09 0/0
Santa Maria, au nord de la ville.	2,100	894 ou 4,25 0/0	653 ou 3,11 0/0	214 ou 1,03 0/0
Moyenne p. toute la ville.........	7,500	3,75 0/0	2,71 0/0	0,93 0/0

D'après **M.** Orsi (cité par **M.** Dussourd), chez les

militaires Romains les décès seraient de 2 pour
100, et de 3,50 chez les forçats.

Nous ferons une seule remarque au sujet de ces
statistiques, c'est que, par une sorte de prévoyance de
la nature, qui semble avoir réellement horreur du
vide, en fait de population, dans les quartiers où la
mortalité est la plus élevée, les naissances et les ma-
riages se multiplient également, de manière à combler les lacunes.

Avant que la ville ne fût agrandie et percée de
nouvelles rues et de places spacieuses, l'entassement,
aujourd'hui limité à certains points, existait presque
partout. Nous concevons que Torraca ait parlé, à cette
époque, du scorbut, des affections cutanées pustu-
leuses, de la difficulté de la résolution des tumeurs,
de la tendance aux suppurations et à l'état putride.
M. Gerolami met encore aujourd'hui au nombre des
affections fréquentes la chlorose, la leucorrhée, etc.,
et d'autres maladies dont on conçoit fort bien le dé-
veloppement chez des sujets débilités par une mauvaise habitation, sous un climat chaud et humide.

Nous ajouterons que les tempéraments lymphati-
ques, outre les scrofules, les rachitismes, ne sont pas
rares à Civita. La race est néanmoins assez belle.

Le tempérament bilioso-sanguin est un des plus
fréquents. Le type sanguin est rarement sans mélange, l'élément lymphatique intervenant à peu près
toujours.

Torraca signale déjà la fréquence des affections
nerveuses ; c'est un point commun à Civita et à Rome.
Les phlegmasies pures et franches ne sont pas nombreuses et ne se manifestent guère que pendant trois
mois de l'année, ou quand viennent à régner des
conditions météorologiques accidentelles. Le bagne
semble être l'endroit de la ville où les affections inflammatoires sont le plus fréquentes; mais cela tient
peut-être plus au genre de vie des forçats qu'au site
qu'ils occupent. On rencontre à Civita un nombre
très-notable de phthisies, mais moins qu'en France,

proportionnellement. M. Gerolami regarde la fièvre typhoïde comme extrêmement rare. Gardons-nous de précipiter nos conclusions car les Romains ne font pas de la fièvre typhoïde une individualité morbide, mais l'éparpillent dans le cadre de leurs synoques, fièvres nerveuses, fièvres gastriques, etc. Cette affection n'en existe pas moins, quoique son nom ne soit pas même prononcé, comme nous le démontrerons dans un autre travail.

C'est en vain que, pour établir la fréquence relative et même la simple existence des différentes maladies, on feuilleterait les registres des hôpitaux. La nosologie romaine ne présente pas la moindre analogie avec la nôtre; les dénominations, les diagnostics, etc., tout est opposé.

Voyez plutôt ces diagnostics, copiés à l'hôpital du bagne :

Fièvre gastrique dégénérée en nerveuse ;
Fièvre gastrique dégénérée en intermittente;
Fièvre gastrique dégénérée en lente nerveuse :
Fièvre gastro-reumatique dégénérée en pneumonie ; synoque ; etc.

L'histoire médicale de l'année 1850, qui va suivre, pourra, jusqu'à un certain point, combler cette lacune fâcheuse, mais pas complètement, car nos soldats subissent les influences du climat depuis un temps trop court pour qu'ils puissent servir d'étalon à l'étude de la pathologie indigène civita-vecchienne.

Nous avons dit un mot du caractère général de la population de la ville; complétons le tableau en consacrant quelques traits à une classe importante, aux mariniers. C'est la race la plus robuste de Civita-Vecchia. Si les travaux de la campagne déserte sont dangereux autour de la ville, en revanche, la vie maritime est favorable à la santé. Malheureusement, le séjour à terre vient trop souvent détruire une partie des bénéfices dus à la vie de mer. Malgré cette circonstance, et nonobstant la frugalité de leur ré-

gime, les mariniers sont pleins de vigueur, et, sous
la peau hâlée de leur torse et de leurs membres presque toujours nus, l'œil suit le relief de muscles bien
charnus attachés à une solide charpente.

Le médecin qui trouve un peu de chimie dans ses
souvenirs, ne manque pas d'aller visiter, pour compléter l'exploration de Civita-Vecchia, les fameuses
mines d'Allumiera, d'où l'on extrait l'alun dit de
Rome. On sait que ce sel double doit sa juste réputation à sa pureté ; il ne contient pas de fer, ce qui le
rend précieux pour la fixation des couleurs employées
en teinture. Cette exploitation a beaucoup perdu de
son importance depuis qu'on fait de l'alun de toutes
pièces à l'aide des doubles décompositions. Les pro-
cédés d'exploitation sont d'ailleurs assez grossiers ;
avec une meilleure entente de la fabrication, on pro-
duirait davantage et à moindre prix

Dans les montagnes salubres de la Tolfa et d'Allumiera, on trouve une source ferrugineuse qui n'est
pas utilisée, et que nous ne faisons que signaler en
passant.

II. — *Histoire de l'endémo-épidemie de 1850 à Civita-Vecchia.*

Nous avons tracé (1) la relation des fièvres estivo-
automnales de Rome en 1850. A la même époque,
le règne palustre se manifestait à Civita-Vecchia,
avec des caractères, une marche et des accidents
assez spéciaux pour mériter une description particulière.

L'histoire que nous allons donner de ces affections
s'étend d'avril à octobre inclus, période pendant laquelle nous avons été chargé en chef du service
médical. Nous la compléterons par quelques mots sur
les mois de novembre et de décembre, déclin de

---

(1) Félix Jacquot, *Histoire médicale de l'année 1850 à l'armée d'occupation de Rome, Gazette médicale de Paris*, 1851.

l'endémo-épidémie, d'après les documents puisés dans les rapports de M. Lasserre, notre successeur à Civita-Vecchia.

Dans la relation d'une endémo-épidémie palustre, à chaque instant se représente la question de l'influence de la localité sur les individus qui l'habitent. Pour apprécier cette influence à sa juste valeur, et pour faire ressortir ses oscillations d'intensité, il faudra éloigner de nos statistiques tous les malades qui, évacués de Rome sur Civita-Vecchia, sont venus, à un jour donné, multiplier le nombre des entrées, sans que la cause toxique ait subi une recrudescence d'intensité. Aussi, nos statistiques ne porteront-elles que sur la garnison; les évacués, au nombre de quatre-vingt-onze, en seront éliminés. Nous emprunterons quelque chose à leur histoire, dans les cas seulement où il ne s'agira que de pathologie, abstraction faite de ses rapports avec l'étiologie.

Pendant les sept mois qu'embrasse notre relation, nous avons traité 335 hommes de la garnison, et 91 évacués de Rome, en tout 426 malades. La mortalité a été de 7, c'est-à-dire 1,06 pour 100 hommes traités.

A Rome, pendant les mêmes mois, elle a atteint le chiffre de 1,76 pour 100.

Voici le tableau, par genres de maladies et par mois, des hommes de la garnison entrés à l'hôpital de Civita-Vecchia, pendant les trois derniers trimestres de 1850. Il est nécessaire de le faire figurer en tête de ce travail, car nous serons obligé d'y recourir souvent, pour baser nos considérations pathologiques et étiologiques.

TABLEAU N° 1.

CIVITA VECCHIA (GARNISON SANS COMPTER LES ÉVACUÉS).

Entrées, par mois et par genre de maladies, d'avril à décembre 1851.

GENRES DE MALADIES.	Avril.	Mai.	Juin.	Juillet.	Août.	Septembre.	Octobre.	Novembre.	Décembre.	TOTAUX.
Affections endémo-épidémiques.										
Fièvres de tout type, et cachexies paludéennes.	12	21	24	27	54	61	69	41	15	321
Embarras gastro-intestinal, état bilieux, etc.	"	3	"	1	2	1	"	"	1	8
Diarrhée.	"	1	1	2	"	2	1	1	"	8
Dyssenterie.	"	"	"	"	3	1	2	"	2	8
Affections du foie.	"	"	"	"	"	2	"	"	"	2
Ictère.	2	1	"	"	"	"	"	1	"	6
Total des affections endémo-épidémiques...	14	26	25	30	59	67	72	44	18	356
Affections non endémo-épidémiques.										
Bronchite.	"	1	"	"	2	2	3	8	1	17
Pleurésie, épanchement pleurétique.	"	"	"	1	"	1	1	1	"	4
Phthisie, hémoptysie.	1	1	"	"	1	"	"	"	1	4
Rétrécissement de l'orifice aortique.	1	"	"	"	"	1	"	"	"	1
Fièvre typhoïde.	"	1	"	"	"	4	"	"	"	5
Variole, varioloïde.	1	1	"	1	"	"	"	"	"	3
Rhumatisme articulaire et musculaire.	1	1	3	"	"	1	2	"	"	8
Névralgie.	1	1	"	"	"	"	"	"	"	2
Érysipèle, érythème noueux.	2	"	"	"	"	"	"	1	"	3
Tœnia.	1	"	"	"	"	"	"	"	"	1
Angine.	1	1	"	"	"	"	"	"	"	2
Conjonctivite granuleuse.	"	1	"	"	"	"	"	"	"	1
Total des affections non palustres.	8	8	3	2	3	5	10	10	2	51
Total des affections épidémiques et sporadiques.	22	34	28	32	62	72	83	54	20	407

Lorsque nous parlerons des fièvres, nous aurons besoin d'un tableau plus circonstancié, indiquant les types et les degrés de gravité.

Le voici :

TABLEAU Nº 2.

Type et gravité des fièvres traitées à Civita-Vecchia.

GENRES DE MALADIES.	Avril.	Mai.	Juin.	Juillet.	Août.	Septembre.	Octobre.	Novembre.	Décembre.	TOTAUX.
Fièvre intermittente bénigne..............	11	19	15	20	20	27	27			148
— — grave...................	"	1	2	"	2	1	"			6
— rémittente bénigne............	"	"	2	2	7	12	19			42
— — grave..................	"	"	"	"	3	3	3			9
— subcontinue bénigne............	"	"	"	"	3	3	8			14
— — grave..................	"	"	"	"	"	6	5			11
— pernicieuse de tout type...........	"	"	"	5	4	10	8	5		32
Cachexie palustre........................	1	1	"	1	"	1	2			6
TOTAUX...............	12	21	21	27	51	61	69	41	15	268

Le tableau suivant est le complément nécessaire des deux premiers; il indique la mortalité des sept mois pendant lesquels nous avons été chargé du service.

Les évacués de Rome n'ont donné aucun décës, quoique plusieurs d'entre eux aient été affectés de maladies fort graves.

TABLEAU Nº 3.

Mortalité.

GENRES DE MALADIES.	Avril.	Mai.	Juin.	Juillet.	Août.	Septembre.	Octobre.	TOTAUX.
Variole confluente..........	"	1	"	"	"	"	"	1
Diarrhée chronique, suite de fièvre....	"	1	"	"	"	"	1	2
Fièvre pernicieuse algide.............	"	"	"	"	"	1	1	2
Cachexie palustre...................	"	"	"	"	"	"	1	1
Fièvre typhoïde	"	"	"	"	"	"	1	1
TOTAUX.........	"	2	"	"	"	1	4	7

Maintenant que nous avons les pièces sous les yeux, nous pouvons apprécier la marche générale des maladies, la période qu'elles comprennent.

Avril, mai, juin, juillet donnent 22, 34, 28, 32 entrants, sur une garnison qui a varié de 900 à 1,000 hommes. L'état sanitaire est satisfaisant. Les fièvres dominent en nombre les affections sporadiques; il en est de même toute l'année : l'hiver, ce sont les récidives; l'été, ce sont les pyrexies de première invasion qui effacent ainsi les affections non palustres. Cette absorption de celles-ci par les premières n'est cependant pas aussi complète qu'on pourrait le croire d'après les statistiques générales, et d'après les nôtres en particulier : un certain nombre d'affections sporadiques existent encore; mais comme elles se manifestent sur des fébricitants, et que la fièvre paludéenne occupe souvent le premier rang comme importance, on fait figurer le sujet dans la catégorie des fièvres à quinquina, et non dans celle de l'affection sporadique qui les complique. Nous aurons lieu de revenir sur ce point, en parlant d'un groupe assez nombreux de rhumatismes subaigus qui se sont présentés sur des fiévreux.

En avril, les affections sporadiques figurent pour plus de moitié dans les entrées; en mai, pour un tiers; en juin, pour un neuvième; en juillet, pour un seizième.

En avril et mai, les fièvres printanières sont de la plus grande simplicité et marchent sans complications. En juin et juillet, la rémittence se montre à peine, puisque nous ne l'avons notée que deux fois dans chaque mois; mais la fièvre pernicieuse est déjà fréquente : 5 cas en juin, 4 en juillet. Si on considère le petit nombre des entrées, la simplicité, la solution facile, la franche intermittence des fièvres, c'est-à-dire le peu d'extension du germe palustre et sa bénignité en général, on est amené, comme nous l'avons été, à ne pas ranger ces deux mois dans la saison endémo-épidémique. Ces fièvres pernicieuses sont des accidents qui contrastent, par leur extrême gravité, avec le caractère de bénignité de l'ensemble du règne pathologique. Elles peuvent être rapprochées de ces autres cas isolés de fièvre pernicieuse, que nous avons ailleurs signalés en novembre, décembre et janvier, mois qui sont certes en dehors de l'époque endémo-épidémique.

Ce qui constitue celle-ci, ce n'est point un accident, un fait fortuit, mais la teinte générale de gravité, le virement des intermittentes au type rémittent et subcontinu, enfin, le nombre des hommes atteints; aussi plaçons-nous en août l'explosion de l'endémo-épidémie. Les entrées y sont doubles de celles de juillet, 62 au lieu de 32. On observe 10 fièvres pernicieuses; les types non intermittents se montrent chez 13 individus; les complications, surtout gastriques et bilieuses, paraissent sur la scène. En septembre et en octobre, les types non intermittents prennent plus d'extension; les entrées sont de 72 et de 83. En octobre, les fièvres à type non intermittent, au nombre de 35, surpassent les intermittentes, qui ne figurent que pour le chiffre de 27. Parmi les non intermittentes, les subcontinues atteignent le nombre élevé de 13. La mortalité est de 1 en septembre, de 2 en octobre. C'est donc dans ce dernier mois qu'il faut placer l'apogée de l'endémo-épidémie. En novembre, les entrées tombent de 83 à 54; en décembre, elles ne sont que de 20.

D'après ces considérations, et en consultant nos cahiers pour apprécier la gravité et le nombre des fièvres présentées par les entrants de chaque jour, nous sommes conduit à établir les périodes suivantes dans l'endémo-épidémie : augment du 1ᵉʳ août au 15 septembre; état du 15 septembre au 15 octobre; décroissance à partir de cette dernière date. L'apogée de la période d'état coïncide avec les 10 premiers jours d'octobre. Le jour le plus chargé a donné 13 malades, tant à l'hôpital qu'à la chambre, sur 100 hommes présents à l'effectif. A Rome, en 1849, la proportion a été de 14 0/0; en 1850, de 17 0/0; en 1851, de 11, 6 0/0.

Après avoir déterminé les limites des trois phases de l'endémo-épidémie, rapprochons la marche des maladies palustres de celle de la température et des vicissitudes des météores aqueux. Il en ressortira des données favorables à l'étiologie intoxicationiste, et contraires à ceux qui veulent faire résider dans les météores la cause déterminante et essentielle des fièvres à quinquina.

Il est nécessaire ici de jeter un coup d'œil sur le tableau météorologique inséré dans l'esquisse topographique.

Juin. — Beau temps au commencement du mois, mais quelques nuits sont fort humides. Les 19, 20, 21, pluies abondantes, température fraîche; 22, journée chaude, pluie le soir; 23 et 24, journées accablantes, sirocco. Le temps se remet et reste au beau jusqu'à la fin du mois.

Accès pernicieux les 1 et 4, puis les 21, 22, 24; un autre, le 23, chez un cantinier, au fort Michel-Ange. Cette phase de perniciosité a coïncidé avec les pluies et les journées chaudes qui les ont suivies. Ces fièvres ne peuvent pas être mises sur le compte des variations de température amenées par ces pluies, car la chute du thermomètre, qu'elles produisent à un moment quelconque de la journée, est inférieure à la chute habituelle qui arrive dans chaque nycthémère, quand le temps n'est pas pluvieux. Ces recrudescences de fièvre peuvent facilement, au contraire, être attribuées aux élaborations palustres excitées par l'humidité. — Vers la fin de juin, le temps est au beau fixe; plus de pernicieuses.

Juillet. — Le beau temps continue jusqu'au 13; les soirées sont fraîches, humides; dans nos promenades du soir, extra-muros, l'odeur marécageuse frappe quelquefois notre odorat. Le 13, orage violent, pluie torrentielle; ondées dans la nuit du 13 au 14;

quelques gouttes de pluie le 14. Le temps se remet, mais reste humide jusqu'au 28.

Deux fièvres pernicieuses le 14 ; une autre en ville, chez un officier, du 21 au 22 ; une à l'hôpital le 20 ; une dernière le 25. Ces fièvres se sont également manifestées après les pluies et pendant une période caractérisée par l'humidité des nuits.

Les 28, 29, 30, 31, le temps est chaud, le Sirocco rend l'atmosphère lourde, humide, orageuse ; sous ces influences, hyposthénie, accablement, embarras gastrique, céphalalgie obtuse ; mais, comme l'évaporation a débarrassé la terre de l'eau des dernières pluies, la sécheresse des terrains réduit les foyers palustres à être presque improductifs ; ils n'attendent que la première pluie pour entrer en active élaboration.

Août. — Il pleut le 1ᵉʳ août ; aussitôt les effluves se dégagent ; accès pernicieux les 1ᵉʳ, 3, 4.

Du 14 au 25, s'étend une période coupée de pluies ; brumes fréquentes sur la mer, rosées abondantes ; six accès pernicieux : un les 16, 21 ; deux le 22 ; un les 23, 24, 29. Vers le 14, les fièvres rémittentes paraissent ; les subcontinues se montrent un peu plus tard.

Voyons si les oscillations thermiques peuvent rendre compte de cette recrudescence, dont la raison est si facile à trouver en invoquant les miasmes. On a vu, dans le tableau météorologique, que l'oscillation moyenne a été de 6° en août, et la température de 23,51°. Eh bien ! dans les périodes les plus chargées en fièvres, nous ne trouvons ni oscillation s'écartant notablement de la moyenne, ni maxima très-élevés.

Beau temps du 25 au 31 ; une fièvre pernicieuse, déjà signalée, le 29.

Septembre. — Les 4 et 5, ciel couvert, pluie ; fièvres pernicieuses les 2, 4, 8, 9, 12 ; fièvres rémittentes. Pluies les 16, 17, 18 ; accès pernicieux les 17 et 23 ; fièvres rémittentes. Le 24, orage avorté ; pluie le 28 ; accès pernicieux le 30.

Octobre. — L'apogée de l'endémo-épidémie doit

3

être placée dans les dix premiers jours de ce mois.
Septembre et octobre, bien plus chargés qu'août, ont
pourtant été moins chauds, puisque leur moyenne est
de 22,50° et de 18,50°, tandis qu'août donne 24,50°. Les
oscillations thermiques sont plus prononcées en septembre et en octobre qu'en août ; les chiffres suivants
les représentent : août, 6,00° ; septembre, 8,00° ; octobre, 7,50°. Remarquons que ces vicissitudes s'exercent, en réalité, sur une petite échelle ; le bénéfice des
climats marins, qui rapprochent les extrêmes de la
température, sont bien manifestes ; la plupart de nos
villes continentales non sujettes aux fièvres, présentent des oscillations plus amples.

Pluie les 1er et 2 ; deux accès pernicieux le 3, un le
5, un autre en ville ; gravité générale, types rémittents et subcontinus. Pluie les 5 et 6 ; accès graves les
6 et 7. Le 12, tempête, pluie ; accès pernicieux le 15.
Du 21 au 30, pluies très-abondantes et prolongées.
Les surfaces palustres sont noyées ; l'endémo-épidémie décroît très-rapidement.

Rien de particulier dans les oscillations des dix
premiers jours d'octobre, période de la plus haute
gravité de l'endémo-épidémie. La moyenne thermo-
métrique est moindre que le mois précédent.

Nous pensons que ces études corroborent l'opinion
sur laquelle nous sommes déjà tant de fois revenu :
qu'on ne peut rattacher les fièvres endémo-épidémiques aux vicissitudes météorologiques considérées
comme causes déterminantes, puisque les recrudescences ne coïncident pas avec les vicissitudes les plus
grandes, jointes à la chaleur et à l'humidité, et que
ce n'est point dans les contrées où ces conditions
météorologiques sont le plus marquées que l'endémo-épidémie règne avec le plus d'intensité ; que les
météores agissent seulement comme causes occasion-
nelles, en fournissant aux foyers palustres les éléments sans lesquels les élaborations, notamment la
putréfaction, ne sont pas possibles ; que les jours
chauds coupés de pluie sont essentiellement propres

à activer les foyers; que la continuité des pluies les éteint en les couvrant d'une couche d'eau (1).

Abordons maintenant l'étude de l'endémo-épidémie au point de vue pathologique proprement dit.

A Rome, l'endémo-épidémie de 1850 a été caractérisée par le règne des fièvres palustres rémittentes avec complication gastro-bilieuse; la rémittence a pris tant d'extension, que les fièvres intermittentes ne constituaient plus que des exceptions. L'élément gastrique et bilieux (2) accompagnait à peu près toutes les fièvres, et se trahissait généralement par des phénomènes très-prononcés; les fièvres pernicieuses paraissaient n'être que le plus haut degré d'intensité des rémittentes gastriques, ou bien l'accès pernicieux se manifestait pendant le cours de celles-ci; de sorte que nous avons pu avancer cette proposition : La fièvre rémittente gastro-bilieuse a monopolisé tout le règne paludéen dans la saison estivo-automnale de 1850.

A Civita-Vecchia l'endémie ne présente pas les mêmes caractères, n'a pas la même uniformité phénoménale. Ainsi, 1° sous le rapport du type, en septembre on compte encore plus d'intermittentes, **28**, que de rémittentes et de subcontinues, **24**; en octobre, ces deux derniers types, **35**, sont un peu plus communs que le premier, **27**. Par contre, le type subcontinu et continu, rare à Rome, figure pour **10** en octobre à Civita-Vecchia. 2° Les fièvres pernicieuses ne naissent pas, comme à Rome, du fond commun de la rémittence gastrique; et ce qu'elles peuvent offrir d'analogue dans la phénoménisation de chacune d'elles, présente un caractère tout particulier sur lequel nous insisterons bientôt. 3° Enfin, la complication gastro-bilieuse, à peu près constante à

_____

(1) Félix Jacquot, *Recherches sur les causes des fièvres à quinquina*, 1er mémoire présenté à l'Académie de médecine de Paris. — *De l'origine miasmatique des fièvres à quinquina*, 2e mémoire présenté à l'Académie. — Lettres d'Afrique. — Lettres d'Italie.

(2) Embarras gastro-intestinal, état muqueux, saburral, subirritatif, bien rarement inflammatoire.

Rome et souvent fortement marquée, est loin d'avoir, à Civita-Vecchia, la même fréquence et la même intensité. Sans doute, les rémittentes gastriques se montrent néanmoins en certain nombre, mais une autre phénoménisation marche parallèlement à l'élément gastrique, dans les fièvres bénignes, et le domine de beaucoup dans les fièvres pernicieuses.

Les rémittentes gastriques ayant été l'objet d'amples développements dans le *Recueil* et dans plusieurs de nos publications antécédentes, nous ne reviendrons pas ici sur un sujet presque épuisé; mais nous étudierons la forme beaucoup plus rare qui a dominé à Civita-Vecchia, en nous attachant surtout aux fièvres graves et pernicieuses, dans lesquelles les phénomènes sont plus accentués.

Voici l'indication des formes des trente-deux fièvres pernicieuses que nous avons observées, savoir : trente sur la garnison, deux sur les évacués de Rome.

TABLEAU N° 4.

Classement des fièvres pernicieuses observées à Civita-Vecchia.

FORMES.	Juin.	Juillet.	Août.	Septembre.	Octobre.	TOTAUX.	DÉCÈS.
1° Choleriforme.............................	"	1	"	1	"	2	"
2° Algide...................................	1	"	1	"	1	3	2
3° Syncopale...............................	"	"	"	2	"	2	"
4° Forme typhoïde aiguë....................	"	"	3	"	"	3	"
5° Forme typhoïde adynamique et spasmodique.	"	"	"	1	"	1	"
6° Larvée, avec abolition de l'usage des sens.....	"	"	"	1	"	1	"
7° Larvée furieuse et congestive.............	"	"	"	"	1	1	"
8° Forme pectorale: dyspnée, anxiété, suffocation, toux, douleurs vives pleurétiques, avec ou sans signes sthétoscopiques; cardialgie et angoisse, douleurs aux attaches du diaphragme, à l'épigastre, aux hypocondres; sans compter les spasmes, le délire, les douleurs localisées ou générales, les désordres de la calorification...	2	1	3	3	1	10	"
9° Forme abdominale, dyssentérique, entéralgique, gastralgique avec désordres nerveux généraux plus ou moins graves...............	"	"	1	1	1	3	"
10° Forme nerveuse : délire, spasmes, douleurs vives générales, mais surtout ostéocoper, cardialgiques, épigastriques, pectorales..........	2	2	2	1	1	8	"
TOTAUX.............	5	4	10	10	5	34	ou 5,2 %

On est immédiatement frappé du nombre des pernicieuses à forme pectorale (1), qui sont représentées par le chiffre 10 ; puis on reconnaît que, dans les huit fièvres nerveuses, la phénoménisation pulmonaire et cardiaque a également existé. Ainsi, dix-huit fièvres, sur trente-quatre, se groupent directement ou indirectement dans la même famille. Il faut donc bien reconnaître qu'une influence générale particulière a dominé les pyrexies de Civita-Vecchia, et leur a imprimé son cachet. La généralisation de cette influence ressort davantage encore, quand on jette un coup d'œil sur les fièvres non pernicieuses. Beaucoup de pyrexies, graves ou bénignes, se sont accompagnées de quelques signes pathologiques du côté des organes contenus dans la poitrine, surtout pendant la période d'état de l'endémo-épidémie. La toux, la gêne de la respiration, la cardialgie, n'avaient tantôt pour durée que le temps de l'accès et s'évanouissaient avec celui-ci, elles n'étaient donc que de simples phénomènes symptomatiques et fonctionnels; tantôt elles lui survivaient plus ou moins et pouvaient être ainsi rapportées à une affection persistante. A partir du 10 octobre, les bronchites ont eu une existence à part, indépendante de la fièvre palustre, et se sont groupées en nombre assez notable pour que nous croyons devoir leur consacrer plus tard quelques mots en particulier.

Pendant que les organes et les nerfs de la cavité thoracique subissaient une atteinte le plus souvent fonctionnelle, mais quelquefois aussi organique, sous l'influence du génie régnant, les organes abdominaux jouissaient d'une immunité relative et même absolue.

Développons cet énoncé.

(1) Cette expression abréviative n'a aucune prétention à entrer dans les cadres nosologiques ; elle n'est destinée qu'aux besoins du moment ; elle indique simplement que les principaux symptômes résident dans la cavité thoracique, dans l'organe central de la circulation, dans l'appareil respiratoire, dans les centres nerveux ganglionnaires, et dans les nerfs cérébro-spinaux du thorax.

Dans les fièvres endémo-épidémiques des pays
chauds, les viscères de l'abdomen sont un des points
sur lesquels la phénoménisation se fixe de préférence,
et le système nerveux de cette cavité trahit sa souffrance par des douleurs à l'épigastre, aux hypocondres, dans les fosses iliaques. Les deux premiers de ces
symptômes ont été, il est vrai, observés dans beaucoup de fièvres de Civita, mais ils étaient effacés par
la fréquence et l'intensité des douleurs thoraciques.
Nous n'avons noté que trois fièvres pernicieuses à
forme abdominale. Il nous était donc permis d'avancer que le système abdominal a joui d'une remarquable immunité relative, en considérant les atteintes
bien plus graves et plus fréquentes qu'il éprouve dans
les autres pays chauds paludéens. Cette immunité a
même été presque absolue : en effet, le privilège devient plus évident encore par les considérations suivantes. Sur les 335 entrées fournies par la garnison, on
ne compte que six dyssenteries, dont cinq siégeaient
sur des individus arrivés depuis deux à six jours, et
qui avaient probablement contracté ailleurs la disposition à cette maladie. Les diarrhées non symptomatiques n'ont pas non plus été fréquentes ; la garnison n'en a fourni que sept. Nous ne parlons pas ici
des flux intestinaux concomitants de la cachexie palustre ; ce ne sont là que des accidents, des symptômes qui, d'ailleurs, n'ont eu ni fréquence ni gravité
par eux-mêmes. Le foie n'a pas non plus été souvent
atteint, puisque nous ne comptons qu'une dyssenterie avec engorgement du foie, et une congestion suivie de phlegmasie, qui s'est terminée par des abcès
constatés à l'autopsie par M. Lasserre. Des six ictères
qui figurent dans nos statistiques, deux ou trois seulement se sont accompagnés d'hyperémie hépatique.
Enfin, l'état suburral, l'irritation gastro-intestinale,
l'embarras gastrique, les phénomènes bilieux, sont
loin d'avoir eu la même universalité et la même intensité qu'à Rome ; l'irritation et l'hypersécrétion hépatiques n'ont jamais été que des exceptions. Voici

ce que je lis dans mes notes : La langue est couverte d'enduits blanchâtres, plus rarement jaunâtres, au travers desquels les papilles linguales paraissent sous forme d'un pointillé rouge ; les bords et la pointe de la langue sont ordinairement rouges aussi, mais exempts d'enduits ; bouche souvent sèche, toujours amère ou pâteuse, soif modérée, anorexie, constipation plutôt que diarrhée, quelques nausées, rarement vomissements ; pesanteur douloureuse à l'épigastre. Cet état est plus tenace qu'intense ; après la guérison de la fièvre il n'est pas rare qu'il faille revenir une ou même deux fois aux évacuants, pour faire renaître l'appétit chez le malade.

Les localisations des différentes influences endémo-épidémies estivo-automnales sur les divers appareils sont un phénomène fort remarquable. Il y a, sans doute, un contraste frappant entre les saisons estivo-automnales de Rome et de Civita-Vecchia en 1850 ; mais l'opposition est bien plus tranchée encore quand on compare l'année 1850, à peu près exempte de flux abdominaux, avec 1849, où les dyssenteries et les diarrhées ont compté pour beaucoup dans la mortalité.

Ces quelques mots sur la pathologie comparée des différentes années nous conduisent à la même étude quant aux diverses contrées. Dans nos histoires médicales de 1849, 1850, 1851, nous avons fait ressortir le peu d'analogie qu'offre le règne pathologique de Rome et de Civita, sous certains rapports du moins, avec les maladies de l'Afrique septentrionale, parmi lesquelles la dyssenterie occupe un des premiers rangs, tant par sa fréquence que par sa gravité. Dans le pays romain, en effet, les dyssenteries ne se représentent pas chaque année dans la forme endémo-épidémique ; si elles paraissent quelquefois en certain nombre, c'est fortuitement. Dans les maremmes toscanes, il n'en est pas ainsi ; souvent on voit survenir la dyssenterie épidémique en automne (1).

_____

(1) D'après Salvagnoli Marchetti (*Statistica medica delle Ma-*

La même dissemblance existe, pour les affections du foie comme pour les dyssenteries, entre la pathologie du pays romain et de l'Afrique septentrionale. Nous avons dit que les maladies profondes de cet organe avaient été fort rares à l'armée d'occupation ; nous ajouterons qu'il en est de même dans la population civile. M. Minzi, médecin de l'hôpital central des Marais Pontins, nous a également assuré n'avoir pas rencontré un seul abcès du foie dans les nombreuses autopsies pratiquées à l'hôpital qu'il dirige depuis nombre d'années. Que nous sommes loin de la pathologie africaine, surtout de celle d'Oran, dont MM. Haspel et Catteloup (1) ont montré la fertilité en abcès hépatiques ! D'après les recherches faites, à Mascara, par MM. Haspel et Toré, les abcès du foie sont très-communs sur les espèces ovine et bovine. Dans les Marais Pontins, d'après l'observateur que nous avons cité, on ne mange pas la rate des bœufs, parce qu'elle est toujours plus ou moins altérée, et l'on utilise bien rarement le foie, induré, hypertrophié, mamelonné ; mais cet organe, chez les animaux comme chez l'homme, n'est pas le siège de lésions poussées jusqu'à la désorganisation suppurative.

Traçons maintenant l'histoire des fièvres palustres pernicieuses et graves à forme pectorale : 15 observations, dont 12 (2) de fièvre pernicieuse et 3 de fièvre grave, nous fourniront les éléments de cette esquisse.

Début, marche. — Ces fièvres n'ont pas d'ordinaire débuté brusquement, mais se sont manifestées dans

remme *Toscane*, fasc. 2, p. 43, 44), la dyssenterie devient épidémique quand à un été sec succède un automne pluvieux. Pendant les années 1843 et 1844, on a compté 916 dyssenteries, dont 61 suivies de décès. La diarrhée s'y manifeste souvent aussi, sur la fin des fièvres intermittentes et rémittentes palustres.

(1) Haspel, *Maladies de l'Algérie*, t. 1. *Maladies du foie.* — Catteloup, *Sur la coincidence des maladies du foie et de la dyssenterie. Recueil de Mémoire de médecine militaire.*

(2) Dix à l'hôpital ; nous sommes le sujet de la 11ᵉ ; la 12ᵉ a été traitée en ville.

le cours de pyrexies intermittentes ou rémittentes, du
troisième au sixième accès ; quelquefois, cependant,
la fièvre a éclaté sous forme pernicieuse, en commen-
çant, chez l'un, par une congestion pulmonaire, chez
l'autre (sujet traité en ville) et chez nous-même par
des désordres purement fonctionnels. Nous avions eu
un léger accès incomplet le 13 juillet, et l'accès pernicieux survenu le 18 est plutôt peut-être le résultat
d'une nouvelle imprégnation que la suite de l'évolu-
tion de la même pyrexie.

Dans la moitié des cas les accès bénins primitifs
n'ont pas été tout-à-fait simples ; ils s'accompagnaient déjà de quelques troubles du côté des organes
thoraciques; troubles qui se sont quelquefois de plus
en plus prononcés jusqu'à l'accès pernicieux.

Presque tous les malades ont été envoyés à l'hôpital dans le cours du premier accès pernicieux; quelques-uns, placés dans des circonstances spéciales,
avaient déjà présenté un ou deux accès graves, sinon
pernicieux, pour lesquels ils avaient reçu quelques
soins chez eux. La fièvre a toujours été rémittente
ou subcontinue; c'est-à-dire que des troubles thoraciques évidents et du mouvement fébrile persistaient
entre les recrudescences. En jugeant du type qu'eussent affecté les accès pernicieux si on ne les eût coupés court, d'après celui des accès bénins ou graves an-
técédents, on prévoit qu'ils eussent été rémittents
quotidiens, et plus rarement tierces. Chez nous, qui
n'avons présenté qu'un accès isolé, sans prédéces-
seurs et sans suite, il est impossible de deviner le
type.

Dans la plupart des cas les trois stades ne sont pas
nettement déterminés, ne se déroulent pas régulièrement; ils se mêlent quelquefois, se confondent, al-
ternent. Le stade de frisson peut durer six heures,
et, d'autre part, chez nous-même, il n'a consisté qu'en
fraîcheurs courant vaguement dans les membres et
accompagnées de douleurs vives. Le deuxième stade
est le plus prolongé; c'est pendant son cours qu'ap-

paraît le cortège des symptômes les plus graves. La
sueur terminale est ordinairement abondante, chaude;
un de nos malades a mouillé dix chemises , et nous
en avons nous-même mouillé quatre. Chez quelques-
uns la sueur a été partielle, poisseuse, presque froide.
Ces cas sont ceux dans lesquels la solution n'a été ni
rapide ni franche.

Nous avons dit que les trois stades ne se développ-
pent pas toujours régulièrement : ainsi, chez nous,
l'accès débute à midi, la sueur du troisième stade se
manifeste à sept heures du soir, et le calme se rétablit
un peu; mais, vers neuf heures, les symptômes re-
prennent une nouvelle violence et ne cèdent qu'à
onze heures du soir, presque sans sueur, mais avec
une moiteur générale prolongée.

La durée totale d'un accès a varié de quatre à seize
heures.

Symptomatologie. — L'accès complet arrivé à son
apogée présente les phénomènes suivants :

Dyspnée ou orthopnée. J'étais obligé de rester assis
sur mon lit, le corps penché en avant; quelques malades demeurent en supination; ils évitent les mouve-
ments, ceux-ci ranimant les douleurs et la toux.
Quelques individus qui ont fortement déliré s'agitaient,
se retournaient dans leur lit, en se plaignant, en
poussant de petits cris arrachés par la douleur. Quelquefois, spasmes, convulsions. La respiration est
courte, saccadée, arrêtée par des douleurs pleurétiques vives ou atroces siégeant des deux côtés; la
contraction diaphragmatique est également très-dou-
loureuse. La toux est sèche, petite, fréquente, con-
tenue par la crainte d'éveiller les douleurs; trois malades ont expectoré des crachats muqueux, ou des
crachats pneumoniques qui n'ont duré qu'un jour.
Chez un de nos malades, la toux était constituée par
six à huit secousses formant ainsi de petites quintes,
séparées elles-mêmes les unes des autres par un in-
tervalle de quinze à vingt secondes: ce symptôme, qui
a persisté plusieurs heures, était très-fatigant. Une

douleur poignante siège à la région cardiaque; elle
s'accompagne d'un sentiment d'angoisse, d'inquié-
tude. La physionomie est décomposée, les traits cris-
pés plus souvent que vultueux; la face est rarement
rouge, congestionnée, mais ordinairement pâle, avec
lèvres un peu violacées; quelquefois les oreilles tin-
tent et bourdonnent; l'œil se fatigue de la lumière;
la voix est éteinte, saccadée, et le malade évite de
parler pour ne pas exacerber la suffocation et les
douleurs. La céphalalgie est plus ou moins vive.
Quelques sujets ont eu un hoquet passager. L'intelligence ne conserve ordinairement pas toute son inté-
grité; cependant un seul malade a déliré au point de
se lever de son lit, pour aller tomber au milieu de la
chambre; le plus souvent il n'y a qu'un peu de sub-
délire. Chez nous l'intelligence était nette; mais nous
avions besoin de quelques efforts pour ne pas nous
laisser aller à des rêvasseries, quoique éveillé. Enfin,
chez quelques-uns, les facultés intellectuelles n'ont
pas éprouvé de perturbation, comme cela arrive dans
bon nombre de fièvres algides et cholériformes. Les
douleurs ne se limitent pas au thorax; elles existent
aussi, moins vives, à l'épigastre, aux hypocondres,
rarement à la région intestinale. Celles qui siègent aux
attaches diaphragmatiques appartiennent au thorax
comme à l'abdomen. Presque tous les malades ont
ressenti quelques douleurs au rachis, à la tête, mais
surtout dans la profondeur des membres pelviens; ils
rapportaient aux os ces dernières douleurs. La circulation n'est peut-être pas aussi troublée qu'on le pen-
serait en considérant cet énorme désordre nerveux
des appareils pulmonaire et circulatoire central. Le
pouls est cependant petit, serré, fréquent, mais il peut
ne pas présenter ces caractères; nous l'avons trouvé
une fois irrégulier. Chez un seul malade la congestion
cérébrale nous a paru alarmante au point de récla-
mer quelques applications de sangsues aux jugulaires. La peau est chaude pendant le deuxième stade,
tantôt avec sécheresse, le plus souvent avec moiteur;

cette sueur est tiède, ou bien presque froide et poisseuse. Enfin, il existe par exception quelques symptômes du côté des organes digestifs : un sujet a présenté des vomissements qui ont survécu à l'accès, et
trois autres ont eu des nausées.

Il était des plus intéressant de rechercher quels
signes sthétoscopiques accompagnaient des désordres
pulmonaires aussi violents; or, sur quinze cas, l'auscultation a été muette huit fois. Voici ce que nous
avons observé chez les sept autres sujets :

  1° Respiration partout affaiblie . . . .   1 malade.
  2° Râles muqueux, fins ou gros. . . .   2 malades.
  3° Râles secs, craquements. . . . . . .   1 malade.
  4° Bruit de taffetas (crachats non
sanglants).   1   —
  5° Râles crépitants à la base droite
(crachats sanglants un jour).   1   —
  6° Sub-matité, un peu de râles mu-
queux (état typhoïde)   1   —
                   Total. . . .   7

Les malades qui figurent sous les chefs 1°, 5° et 6°,
sont les seuls chez lesquels la pyrexie ait subi une
variété de forme qui l'éloigne un peu de la description générale que nous avons donnée. Chez le n° 1,
une congestion pulmonaire a signalé le début de la
fièvre; le sujet a été soigné à la caserne, avant son
entrée à l'hôpital. Le n° 5 a présenté les symptômes
communs, ainsi que les n°° 1 et 6; mais sa fièvre
pourrait être également appelée pernicieuse pneumo-
nique, les crachats ayant été rouillés pendant un
jour, et l'auscultation ayant fait percevoir du râle
crépitant. Chez le n° 5, enfin, la forme a été à la fois
pectorale et typhoïde.

Le peu de durée des signes sthétoscopiques démontre qu'ils étaient sous la dépendance de désordres
fonctionnels; quelquefois cependant, comme chez le
n° 5, l'affection a été plus profonde, mais n'en a pas
moins cessé aussitôt que sa cause a été enlevée.

Marche, durée, terminaison, mortalité.—Nous avons

toujours été assez heureux pour conjurer l'accès pernicieux suivant. Sur nos 15 cas, tout accès consécutif, n'importe de quelle nature, a pu être évité 12 fois; 3 sujets ont présenté, malgré l'usage de la quinine, un second accès plus ou moins grave, mais non pernicieux comme le premier. Chez 3 des 12 sujets chez lesquels tout accès a été conjuré, la terminaison n'a pas été franche : chez l'un d'eux, un état comateux s'est manifesté; chez un deuxième, probablement tuberculeux, la poitrine ne s'est pas dégagée, il est tombé dans un état cachectique et marasmatique dont il s'est difficilement relevé; chez le troisième enfin, l'état typhoïde, contemporain de l'accès, s'est prolongé quelques jours. Nous n'avons perdu personne.

Dire que la fièvre a été coupée, ne signifie pas que l'affection ait eu une terminaison tellement nette que le malade ait pu immédiatement se lever et vaquer à ses occupations : la toux, la gêne de la respiration, les douleurs pleurétiques et cardiaques ont diminué des trois quarts et plus, avec la chute de l'accès; mais il en est resté quelques indices qui ne se sont effacés que graduellement, dans l'espace de 2 à 3 jours. Trois sujets ont pu se lever le lendemain de la fièvre; c'est ce qui nous est arrivé; le surlendemain, nous reprenions notre service, mais nous sommes resté 8 à 10 jours brisé et valétudinaire. En général, les malades ont commencé à se lever le troisième ou le quatrième jour, à l'exception des trois sujets chez lesquels, comme nous l'avons vu, des accidents consécutifs ont succédé à la fièvre.

Un de nos malades a eu une rechute pernicieuse de forme pectorale le vingtième jour; un autre, deux rechutes les quinzième et trente-cinquième jours. Chez les autres sujets, quand il y a eu rechute, celle-ci a été bénigne et n'a pas revêtu la phénoménisation thoracique.

Traitement. — Nous avons été fidèle aux principes qui nous ont toujours guidé en Algérie, et qui ont présidé à notre thérapeutique à Rome : dans la fièvre pernicieuse, le traitement doit le plus souvent être double ; par la quinine, on attaque l'élément principal et générateur, la fièvre palustre ; à l'aide d'une médication variée, on s'adresse aux symptômes. Cette seconde médication est bien moins importante que la première ; on peut la négliger quand il n'y a pas de localisations organiques profondes, et que les désordres fonctionnels n'ont pas assez d'intensité pour inspirer des craintes prochaines. Dans ces cas, en effet, tous les symptômes meurent avec l'accès, dont ils n'étaient que les parasites, pour ainsi dire. Les fièvres dont nous traçons l'histoire se sont, au contraire, présentées avec des caractères tels, que le traitement accessoire a acquis une importance réelle. Les désordres n'étaient, il est vrai, le plus souvent que fonctionnels; mais comme ils avaient une violence qui compromettait immédiatement la vie, il a fallu nécessairement s'en occuper. Le sulfate de quinine conjure l'accès suivant, mais il ne remédie point bien sensiblement aux phénomènes actuels ; ceux-ci appellent une médication dont l'action soit prompte et puissante.

Les évacuants ont été d'un emploi fort restreint, pour deux raisons : 1° dans les fièvres vraiment pernicieuses ou même seulement graves, on doit songer tout d'abord à la médication principale ; 2° la complication gastro-bilieuse n'avait pas pris à Civita l'extension et l'intensité qu'elle revêt communément en Algérie, et qu'elle a acquise à Rome, en 1849, 1850 et 1851. Trois fois seulement, sur nos 15 cas, la potion avec ipéca et émétique a été administrée; elle était exigée par l'intensité de l'état gastro-bilieux; et, d'autre part, le caractère des accès et le temps que nous avions devant nous, nous permettaient d'agir ainsi sans imprudence.

Comme, dans les fièvres dont nous parlons, l'apyrexie ne succédait pas rapidement et franchement à l'accès, comme les stades était tellement mêlés et perturbés qu'on ne pouvait quelquefois pas savoir si l'accès était à son apogée ou à son déclin, comme il était à craindre que les accès ne fussent anticipants l'un sur l'autre, enfin pour se conformer à la règle d'administrer le sulfate de quinine le plus loin possible de l'accès à venir, de manière à le prévenir plus sûrement; pour toutes ces raisons, disons-nous, le fébrifuge a été donné immédiatement, sans attendre une rémission problématique.

La crainte que le médicament ne soit pas gardé par le malade nous a préoccupé; aussi l'avons-nous souvent administré simultanément par la bouche et par le rectum. Cette dernière voie semble fournir tout autant à l'absorption que la première, mais il faut surveiller le malade avec la plus grande attention, afin de répéter l'injection intestinale ou de s'adresser à la voie supérieure, si le lavement est trop tôt rendu. Après deux heures, l'absorption est complète; dans une heure elle est fort avancée; après une demi-heure, on observe déjà des effets très-sensibles; dans quelques cas même, un quart-d'heure nous a paru suffisant pour introduire dans le torrent circulatoire assez de sel pour modifier l'accès suivant. Nous avons toujours ajouté au liquide destiné à l'injection, 2 grammes d'éther pour calmer l'état spasmodique et nerveux et réveiller la vitalité, et souvent aussi 8 à 15 gouttes de teinture d'opium, médicament auquel nous avons recours, et à cause de son action sur l'économie en général, et comme stupéfiant local favorisant la tolérance du liquide injecté. Il faut compter sur la déperdition de près d'un gramme d'éther, par les manipulations et par le transport. Le lavement est donné à peine tiède.

Par la bouche, nous prescrivons le sulfate de quinine en solution. Le plus souvent nous avons fait mettre la solution dans la potion antispasmodique des hôpitaux militaires, dans laquelle nous supprimions ou diminuions souvent alors le laudanum.

Dans la fièvre grave, un gramme est le strict né-

cessaire; un gramme et demi est la dose la plus sage.
Dans la fièvre pernicieuse, 2 grammes au moins sont
commandés par la prudence et par notre expérience ;
2 grammes 1/2 à 3 grammes sont la dose préférable,
quoique nous n'ayons que rarement atteint cette
dernière quantité. Il est bien entendu que nous voulons parler de la quinine absorbée ; si la potion ou le
lavement ont été rendus, il faut y suppléer par une
nouvelle administration.

Chez nous, 2 grammes ont suffi pour couper la
fièvre d'une manière assez nette, comme on l'a vu.
Mais, d'autre part, chez un autre malade, un lavement
éthéré opiacé avec un gramme de sulfate de quinine,
administré 22 heures avant l'accès et conservé une
demi-heure, et une potion antispasmodique avec
sulfate de quinine un gramme, ingérée 12 heures
avant l'accès et tolérée, n'ont pu que retarder celui-ci
et lui enlever sa perniciosité, sans le dépouiller de
toute gravité. Chez un autre sujet, le même résultat
a été obtenu par une potion avec ipéca et émétique,
et un lavement éthéré opiacé avec un gramme et demi de sulfate de quinine, gardé trois quarts d'heure
et administré 12 heures avant l'accès.

Le lendemain, un gramme de sulfate de quinine en
potion a été administré avec succès pour conjurer
un nouvel accident. Dans tous les autres cas, c'est-à-
dire 13 fois sur 15, l'accès a été évité avec la dose
moyenne de 2 grammes à 2 grammes 1/2. Ces exemples établissent que ces quantités sont à la fois suffi-
santes et nécessaires.

La guérison doit être consolidée à l'aide de quelques doses décroissantes de sulfate de quinine, soit,
en général, 1 gramme, puis 8 décigrammes, enfin
5 décigrammes. Nous avons aussi l'habitude de prescrire la décoction de quinquina pendant une huitaine
de jours, et plus longtemps si le sujet est profondément
modifié par le miasme palustre. Nous ordonnons fréquemment aussi l'infusion de centaurée, sur laquelle
cependant notre expérience en Italie ne nous porte

guère à compter qu'en tant que substance amère.

Une potion avec 6 à 8 décigrammes de sulfate de quinine doit être donnée vers les huitième et quinzième jours, pour éviter les rechutes. On l'accompagne d'un évacuant, si l'état du tube digestif l'indique.

Le malade qui a eu deux rechutes de forme pectorale pernicieuse, les quinzième et trente-cinquième jours, était cuisinier à l'hôpital; il reprenait son service et négligeait les soins hygiéniques sitôt qu'il pouvait se traîner. Le second, repris le vingtième jour, n'avait pas été remis à la quinine; mais la décoction de kina lui avait été longtemps prescrite. Quant à nous, le huitième jour après l'accès pernicieux, nous avons ressenti quelques douleurs pleurétiques et du malaise, sans accès; nous avions pourtant pris 5 ou 6 décoctions avec 12 grammes de kina, et de la quinine à doses décroissantes, 1 gramme, 4 décigrammes, 2 décigrammes pendant trois jours, et 2 décigrammes enfin le sixième jour. Ce sel nous jette dans un état d'exaltation qui nous rend modéré pour les doses. Une bonne hygiène et quelques toniques nous ont préservé de toute fièvre pendant le reste de la saison.

Nous arrivons au traitement de la forme, des symptômes. Ce traitement, comme nous l'avons déjà dit, avait de l'importance dans le traitement des fièvres dont nous esquissons l'histoire.

L'éther et l'opium que nous unissions à la quinine, ont rempli une partie des indications. Dans deux ou trois cas, nous avons prescrit l'eau distillée de laurier-cerise, à 10 grammes. Les compresses d'oxycrat sur la tête semblent soulager un peu la céphalalgie et empêcher peut-être la congestion cérébrale. Les ventouses scarifiées sur la poitrine et le long des attaches du diaphragme sont évidemment utiles, mais nous avons retiré plus de bénéfice encore des ventouses sèches, qu'on peut, du reste, prescrire contemporainement. Ce moyen n'a d'efficacité qu'à la condition d'être manié largement : il ne faut pas craindre de

4

revenir quatre à cinq fois à l'application de quinze à
vingt ventouses placées sur la poitrine, à sa base, le
long de la gouttière costo-vertébrale, et laissées en
place cinq minutes à peu près. Pendant notre accès
pernicieux, les ventouses sèches nous ont procuré
un soulagement immédiat. Enfin, des sinapismes pro-
menés sur les jambes et sur les cuisses sont un moyen
dont nous avons également eu à nous louer. Il y aurait lieu, si le péril était extrême, d'oser les placer
sur la poitrine même. Nous ne parlons pas d'évacuations sanguines générales, parce qu'elles ne nous ont
jamais paru indiquées. Chez le sujet dont la fièvre a
été à la fois de forme pectorale et typhoïde, deux applications de dix sangsues aux jugulaires ont diminué
le coma, qui tenait sans doute en partie à la congestion cérébrale.

Après l'accès, la persistance de certains accidents
a exigé quelques moyens particuliers. Deux applications de ventouses scarifiées nous ont paru nécessaires pour dégager le poumon du sujet qui avait
présenté du râle crépitant et des crachats rouillés. La
persistance ou la réapparition irrégulière de quelques
spasmes ou douleurs thoraciques, de la toux, de la
gêne de la respiration, n'ont été vaincues que par
de petites doses de sulfate de quinine, et en insistant
en même temps sur les antispasmodiques qui, dans
ces cas, nous ont paru plus utiles même que le fébrifuge. Un vésicatoire sur le sternum a débarrassé
un de nos malades d'une petite toux persistante. Chez
un autre, nous sommes venu à bout de vomissements
qui se répétaient opiniâtrement après chaque repas,
par l'application sur l'épigastre d'un vésicatoire sau-
poudré d'acétate de morphine. Un peu de tendance
aux rêvasseries, au sub-délire, et l'insomnie, ont cédé
à la potion avec camphre 5 décigrammes et teinture
d'opium douze gouttes. Chez nous, une potion avec
ipéca et émétique a été nécessaire le onzième jour, pour
faire cesser un embarras gastrique accompagné d'a-
norexie, qui nous empêchait de reprendre des forces.

Anatomie pathologique. — Ce chapitre restera en blanc, car nous n'avons perdu personne ni à l'hôpital, ni en ville. Deux individus qui ont succombé en ville sans avoir eu recours à nos soins, savoir : une servante française et un cantinier, n'ont pas été autopsiés. Nous avons été moins heureux pour les fièvres pernicieuses algides ; nous avons perdu deux sujets sur trois traités. C'est la forme la plus grave que puisse revêtir la fièvre pernicieuse. Les deux pernicieuses cholériques ont également eu une extrême gravité, mais l'issue en a été favorable.

Nous ne parlerons ni de ces fièvres, ni des pernicieuses à forme typhoïde, quelque intérêt qui se rattache à leur étude, ces faits ressortissant de la clinique, et ne pouvant trouver place dans l'histoire d'une endémo-épidémie envisagée dans ses caractères généraux.

Après avoir indiqué la forme pectorale, moule dans lequel se trouvent coulées, pour ainsi dire, la plupart des fièvres pernicieuses, et auquel les autres pyrexies moins graves ont aussi emprunté quelques traits, il nous reste à signaler sommairement une autre phénoménisation bien plus rare, mais qui a cependant caractérisé un certain nombre de fièvres : nous voulons parler de ces pyrexies qui se sont présentées d'emblée sous le masque de fièvres purement et nettement inflammatoires, avec réaction excessivement vive, et qui n'en ont pas moins cédé, avec une rapidité presque merveilleuse, au simple fébrifuge, sans le secours des antiphlogistiques.

Terminons par quelques mots sur les fièvres sub-continues, pseudo-continues, d'origine palustre, qui ont pris une certaine extension, puisqu'on en compte trois en août, neuf en septembre, treize en octobre.

Les unes ont commencé par la rémittence ou l'intermittence ; les autres ont débuté d'emblée avec le caractère continu. La fièvre et les symptômes concomitants n'ont aucune rémission ; le plus souvent le soir, quelquefois dans la journée, le malade ressent quelques frissons, rarement prononcés, et il y a exacerbation dans la fièvre et dans les autres symptômes; mais cette recrudescence a souvent lieu sans frissons. Dans beaucoup de cas cette recrudescence ne dépasse pas en intensité l'exaspération qui se manifeste communément dans les pyrexies non paludéennes; quelquefois même la continuité nous a paru complète.

Nous avons parlé de symptômes accompagnant cette fièvre subcontinue: ils ont été le plus souvent caractérisés par de la toux, de la gêne dans la respiration, quelques douleurs pleurétiques, cardialgiques, épigastriques, etc.; quelquefois par des douleurs dans tous les membres et dans la tête; en un mot, on peut y retrouver les symptômes mitigés de la fièvre pernicieuse à forme pectorale. Onze fois sur vingt-cinq ces phénomènes ont pris une intensité assez considérable pour nous faire ranger ces fièvres dans la classe des fièvres subcontinues graves, surtout quand le délire, l'agitation et une teinte typhoïde apparaissaient aussi sur la scène.

Le sulfate de quinine à un gramme a suffi dans les subcontinues non graves; nous avons pu presque toujours le faire précéder de la potion avec ipéca et émétique. La fièvre a été à peu près constamment jugée par la première dose, ou au moins profondément influencée: tantôt, et le plus souvent, tous les symptômes ont été en mourant pendant 36 à 48 heures; tantôt la continuité a été rompue et tous les symptômes ont éprouvé une rémission plus rapide qui, dans quelques cas, a été suivie d'un petit accès assez bien caractérisé.

En même temps que l'endémo-épidémie commençait son déclin, vers le milieu d'octobre, la constitution médicale subissait un changement profond; l'adynamie, l'hémorrhagie, la putridité, sont la traduction principale de ces nouvelles influences (1). Cette

_____

1) L'amputation de bras que j'ai pratiquée à l'hôpital militaire

constitut'on n'a heureusement pas atteint un haut degré d'intensité; mais sa durée a été longue, car, en octobre, M. Philippe, médecin-major de 2ᵉ classe à l'hôpital de Civita, la signale dans ses salles de blessés, et, en décembre, notre collègue, M. Lasserre, parle. encore d'hémorrhagies nasales répétées chez les vieux fébricitants.

Voici ce que nous avons observé du milieu d'octobre à la fin de ce mois, époque à laquelle nous avons remis notre service. Les vésicatoires deviennent d'un rouge brun noirâtre ou lie de vin; ils exhalent une mauvaise odeur et se parsèment de points gangreneux. La poudre de charbon et de quinquina a arrêté les progrès de ces îlots, qui n'ont pas marché les uns vers les autres de manière à former de larges escarres. Les individus affaiblis par une longue maladie sont sujets aux saignements de nez; le sang est appauvri, fluidifié : il faut recourir aux limonades minérales, au fer. au quinquina, aux amers. L'accablement, l'hyposthénie, accompagnent généralement les maladies; la diète est mal supportée. Les fièvres typhoïdes sont de forme adynamique. La marche des affections est lente, la terminaison peu franche, la convalescence pénible.

Cette constitution médicale présente l'image en miniature de celle qui se manifeste, avec des proportions infiniment plus graves, dans beaucoup de localités de l'Algérie. En automne, les éléments adynamie, putridité scorbutique, etc., se combinent avec un reste d'élément paludéen, de manière à former des affections dont M. Haspel a tracé l'esquisse sous le nom de fièvre putride scorbutique épidémique (1). Les derniers mois de l'année 1849, à Rome, ont offert beaucoup plus de ressemblance avec la constitution algérienne automno-hivernale : à cette époque,

---

de Civita-Vecchia est d'une date antérieure (28 août 1850) à l'établissement de cette constitution. L'amputé a rapidement guéri.

(1) Haspel, loc. cit., t. 1, p. 27; t. 2, p. 389.

en effet, des influences funestes, que quelques-uns n'ont pas craint d'appeler typhus nosocomial, se manifestaient par la fréquence de la forme typhoïde, par les gangrènes, la putridité, la dissolution du sang.

Il nous reste maintenant à dire un mot des affections non palustres.

Nous nous sommes appesanti sur les signes qui, ayant leur siège dans le thorax, ont imprimé un cachet si particulier aux fièvres paludéennes; et nous avons dit qu'ils n'étaient que des symptômes placés sous la dépendance de la fièvre, mais dont la forme était probablement commandée par d'autres influences que nous n'avons pas pensé pouvoir dégager. A partir du milieu d'octobre, la scène change, et les bronchites acquièrent une individualité indépendante de la maladie palustre ; elles se groupent dans la seconde moitié de ce mois en assez grand nombre pour constituer comme une petite épidémie. Serait-ce à la même influence générale que devraient être rapportées ces deux manifestations : d'abord, forme pectorale revêtue par les fièvres pernicieuses, puis, apparition de nombreuses bronchites constituant à elles seules toute la maladie ?

Ces bronchites n'ont, du reste, rien présenté qui mérite d'être noté.

Un fait pathologique digne de remarque et que nous signalerons encore, c'est un groupe de rhumatismes articulaires et musculaires. Le chiffre 8 qui figure dans le tableau n° 1, ne représente que les rhumatismes qui ont constitué à eux seuls toute l'affection; mais une quinzaine d'individus déjà atteints de fièvre palustre et portés comme tels sur ce tableau, ont également présenté des rhumatismes concomitants (1). Ces affections ont été à peu près toutes observées du 10 août au 20 septembre. Ces rhumatismes ont été

---

(1) Pour un motif identique, les bronchites d'octobre ne figurent pas toutes sur ce même tableau.

sub-aigus, articulo-musculaires; mais surtout articulaires; la fièvre était médiocre, quelquefois nulle.
Deux malades seulement ont eu un gonflement dans
la jointure tibio-fémorale; chez les autres sujets,
l'affection a été trop errante et trop peu profonde pour
laisser des traces. Presque tous ces rhumatismes ont
cédé à un traitement bien simple : frictions camphrées
opiacées sur l'article, qu'on enveloppe ensuite de
flanelle; poudre de Dower et boissons nitrées. Les
douleurs fixes et persistantes ont été attaquées et
vaincues par les vésicatoires volants.

Nous sommes revenu, dans plusieurs de nos publications, sur ce point que, dans les pays chauds palustres, l'aptitude à contracter la fièvre typhoïde s'é-
teint généralement avec la prolongation du séjour.
Ce que nous avons observé à Civita confirme encore
cette loi.

III. — Eaux thermales de Civita-Vecchia.

La ville de Civita-Vecchia possède des ressources
précieuses qu'elle pourrait exploiter au profit de sa
prospérité. Nous voulons parler des abondantes ressources thermales appelées Trajanes ou Taurines,
della Ficoncella, et Sferra Cavalli, situées sur les premiers gradins de la montagne, les deux premières à
trois milles de Civita, la dernière à quatre milles.
L'eau Taurine sort du sol à 624 pieds d'altitude, la
Ficoncella à 564. Nous ne parlerons pas des sources
de Sferra Cavalli, plus éloignées et non utilisées.
Leurs caractères se rapprochent beaucoup, du reste,
de ceux des deux autres sources.

Le groupe de la Ficoncella donne en abondance
une eau saline et sulfureuse qui marque 50° centigrades. Les dépôts calcaires abandonnés par ces
sources sont accumulés en masse telle, qu'on a été
obligé de creuser, dans ces concrétions d'une blan-
cheur éclatante, d'étroites tranchées profondes d'un
à trois mètres. Tout le sol des alentours est égale-

ment formé d'un tuf qui se pulvérise sous les pieds. Une longue ligne de fumerolles s'échappe de chaque tranchée, et, pendant l'hiver, les dessine de loin à l'œil du voyageur. Quelques maigres touffes de figuiers qui croissent éparses sur ce sol blanchâtre et poudreux, quelques blocs de pierres taillées par le ciseau romain, l'absence de toute habitation, et le silence, achèvent de donner à ce site un caractère mélancolique et désolé qui ne manque pas de charme.

C'est à la Ficoncella qu'on vient puiser dans des tonneaux l'eau destinée aux besoins de la ville.

Sur la source Taurine, appelée aujourd'hui Trajane, l'empereur dont elle porte le nom avait établi de vastes thermes. Un beau massif de ruines, aux arcades hardies, atteste seul cette splendeur passée. Aujourd'hui les eaux Taurines se réunissent à celles de la Ficoncella pour aller faire tourner un moulin. Il n'existe pas même une maison pour recevoir les baigneurs. Elles marquent 45°, c'est-à-dire cinq degrés de moins que la Ficoncella.

Nous avons dit que les bains de Trajan sont situés à trois milles de Civita, à 564 pieds d'altitude, sur la rampe qui part de la mer et s'élève jusqu'aux sommets de la Tolfa et d'Allumiera. A quelques centaines de pas commencent les belles forêts qui tapissent toute la montagne jusqu'à la cime. Ce lieu, autrefois salubre et fréquenté, ne passe pas pour être favorisé aujourd'hui par l'*aria fina*, et ne serait purgé de toute suspicion d'*aria cattiva* qu'à l'aide de plantations qui le garantiraient des vents chargés d'effluves pernicieux. Il est même probable que ce site ne recouvrerait toute son antique salubrité que si la campagne, jadis cultivée et populeuse, de nos jours déserte et inculte, n'éprouvait elle-même de notables améliorations.

Trajan, fondateur du port de Civita-Vecchia, alors Centumcellæ, bâtit un établissement thermal sur les eaux Taurines, et une splendide villa célébrée par

Pline. «*Evocatus*, dit cet auteur, *in concilium à Cæsare nostro in Centumcellas, maximam ibi cœpi voluptatem.... Villa pulcherrima cingitur viridissimis agris.*» Qui reconnaîtrait aujourd'hui à ce portrait les alentours de Civita-Vecchia? Les eaux Taurines attirèrent beaucoup de monde dans l'antiquité; plusieurs empereurs les honorèrent de leur présence. Scribonius Largus et Marcellus Empiricus parlent d'un préteur qui fut guéri d'une affection calculeuse par les *aquæ vesicariæ* qui, selon quelques antiquaires, avec lesquels nous ne sommes pas d'accord, seraient les eaux de Civita-Vecchia. Rutilius, séduit par la beauté du site, a écrit une véritable idylle sur les thermes de Civita-Vecchia; citons-en quelques vers qui nous serviront plus tard, quand il s'agira d'appréciations au point de vue chimique.

Nosse juvat Tauri de nomine thermas.

Non illic gustu latices vitiantur amaro,
   Limphaque fumifico sulphure tincta calet;
Purus odor, mollisque sapor dubitare lavantem
   Cogit, qua melius parte petantur aquæ (1).

On trouve dans Lampridius (2) un passage qui nous intéresse à plus d'un titre; le voici : « Auspicium « crudelitatis apud Centumcellas dedit anno xii æta- « tis; nam cum tepidus forte lotus erat, balneatorem « in fornacem conjici jussit. »

Cette fournaise, ce fourneau, étaient-ils destinés à augmenter encore le degré de l'eau, marquant alors comme aujourd'hui 45° centigrades, afin de pouvoir chauffer les étuves? ou bien les eaux n'étaient-elles pas alors aussi chaudes qu'aujourd'hui, et fallait-il en élever artificiellement la température pour les bains ordinaires? On voit que nous soulevons ici la question d'identité entre ces eaux considérées dans les

---

(1) Rutilius, *Itinerarium poeticum ad Centumcellas.*
(2) Lampridius, ad Commodum.

temps antiques et à l'époque actuelle. Ou il faut
avouer que nous nous trompons en appelant Taurines les sources que nous décrivons, ou il faut ad-
mettre qu'elles ont éprouvé des modifications depuis
les anciens âges. La première supposition n'est pas
admissible ; la concordance est bien établie entre les
sources appelées autrefois Taurines et nommées aujourd'hui Trajanes ; la seconde, au contraire, va cesser d'être une supposition, pour devenir chose dé-
montrée. Rutilius dit, en effet, bien positivement
que les eaux Taurines n'étaient pas sulfureuses : or,
les sources Trajanes le sont à un degré très-notable.
Enfin, à une époque plus rapprochée de nous, Mercurialis les dit ferrugineuses. Torraca, qui écrivait
en 1761, pense qu'il s'agit bien des mêmes sources,
mais que leur nature a changé. Cet auteur dit qu'il y
avait primitivement un groupe salin et un groupe sul-
fureux, et que, peu avant son époque, par suite de
l'incurie, et peut-être de bouleversements terrestres,
le premier a disparu comme individualité, et s'est
mêlé au second pour constituer les eaux à caractère complexe dont nous nous servons aujour-
d'hui (1).

Quoi qu'il en soit, qu'il nous suffise d'ajouter quelques mots pour compléter l'historique de ces eaux.
Les vastes thermes de Trajan, d'après les recherches de
Manzi, paraissent avoir été ruinés par les Sarrasins
vers 828 ou 832.

Arrivons à la partie médicale ou chimique.

Torraca, en 1761, en fit l'analyse qualitative ; Morichini, de nos jours, analyse quantitativement les
eaux Taurines et celles de la Ficoncella.

Voici les résultats obtenus par ce chimiste, dont les
travaux méritent toute confiance. Notre collègue, le
docteur Lasserre, a bien voulu réduire les proportions et les quantités en chiffres décimaux, réduction

(1) Torraca, loc. cit.

nécessaire pour établir des comparaisons avec les analyses des autres eaux thermales.

Analyse d'un litre d'eau.

	Ficoncella.	Taurine.
Température..................	45° cent.	55° cent.
	centimètres cubes.	
Acide carbonique.........	220,000	218,000
Hydrogène sulfuré.....................	0,311	0,284
Air atmosphérique.....................	0,311	0,283
	centigrammes.	
Hydrochlorate de chaux.................	10,4165	8,8785
Hydrochlorate de magnésie.............	»	1,3022
Hydrochlorate de soude.................	41,6663	49,5081
Sulfate de soude.....................	49,5081	54,6873
Sulfate de magnésie...................	39,0621	36,4488
Carbonate de chaux...................	93,7489	78,1242
Sulfate de chaux.....................	13,3156	7,8086
Silicate de fer......................	18,1109	7,8086
Principes fixes contenus dans un litre d'eau.	265,8284	244,5663
Perte.	5,2083	

Ces eaux sont limpides; elles ont à la source une odeur sulfureuse évidente, marquent 1,0014 de pesanteur spécifique à 37,5° centigrades et 1,0020 à 25° centigrades. Elles laissent spontanément déposer une matière blanche abondante, à mesure qu'elles se refroidissent. Les dépôts de la Ficoncella contiennent du carbonate de chaux, avec une certaine quantité de sulfate de chaux et de silicate de fer. Ce dernier se recueille d'autant plus abondamment, qu'on opère plus loin de la source : son peu de solubilité amenant sa précipitation à mesure que l'eau se refroidit.

Les canaux de la Ficoncella s'exhaussent bien vite par les dépôts qui se précipitent et se concrètent sur leurs parois. Dans les endroits où le cours n'est pas rapide, il se forme à la surface une pellicule assez consistante pour que des insectes puissent s'en servir comme d'un pont.

Morichini et la commission dont il faisait partie ont étudié la question de la création d'un établissement d'eaux thermales. Dans l'état actuel de la campagne de Civita-Vecchia, on aurait à craindre l'insalubrité, si on élevait des habitations sur la source même. Conduire l'eau à Civita-Vecchia dans des canaux ouverts, n'est pas chose possible; car, rendue à la ville, elle ne serait plus qu'à la température ambiante. Des canaux couverts n'ont pas semblé possibles à Morichini, à cause de leur encroûtement, de la difficulté du nettoyage, et du refroidissement qui s'opérerait, notamment par suite de la nécessité de laisser des ciels ouverts d'espace en espace, pour permettre le dégagement des vapeurs. Aujourd'hui, on vient puiser à la Ficoncella dans des tonneaux soigneusement bouchés, et l'eau rendue à Civita-Vecchia marque encore tout près de 44° centig., d'après le chimiste déjà nommé.

Avant d'arriver à la question principale, qui est celle-ci : ces eaux peuvent-elles être utilisées pour le traitement de certaines maladies présentées par nos soldats? il convient de s'enquérir des preuves que l'expérience peut avoir rassemblées en faveur de leur efficacité.

Puisque ces eaux ont changé de nature depuis les temps où les thermes de Trajan étaient en si grande réputation dans le monde romain, il ne faut pas arguer de leur valeur passée à leur valeur présente. Nous ne puiserons pas de documents plus précis dans Mercurialis, quoiqu'il les dise très-explicitement utiles dans les maladies des viscères, et quoique de son temps elles fussent fréquentées pour ce genre d'affection, par la raison que les eaux dont parle cet auteur sont nettement désignées comme ferrugineuses. Comme renseignement citons Rhodius. Les eaux Taurines, dit-il, ne sont pas utiles en boissons, mais sous forme de bains; puis il ajoute, sans autres détails, qu'elles trouvent leur indication dans les maladies des nerfs, les ulcères, les affections chroniques de la peau, les maladies du foie, mais non dans les affections des autres viscères. André Baccio, dans son grand ouvrage sur les eaux minérales, ne fait pas mention des sources de Civita-Vecchia, ce qui nous porte à croire qu'elles étaient à peu près oubliées au commencement du neuvième siècle.

Au milieu du dix-neuvième siècle, Torraca publia la monographie dont nous avons parlé. Il vante les eaux, sous forme de bains, dans les rétractions musculaires et tendineuses, les rhumatismes, les hydarthroses, la goutte, les obstructions des viscères du bas-ventre, les strumes, les ulcères anciens, les maladies de la peau, les calculs urinaires, les maladies chroniques vénériennes, scorbutiques, bilieuses.

Un confrère de Torraca s'était réuni à lui pour remettre en vogue les bains Trajan ; mais, après avoir tenu des registres exacts pendant 15 ans, il mourut avant d'avoir publié son travail.

On trouve dans le *Spectateur de Milan*, année 1826, une lettre d'un certain chevalier Tambroni, qui déclare avoir été guéri de la goutte chronique par les eaux de Civita-Vecchia.

Enfin arrive, dans ces derniers temps, la commission envoyée sur les lieux par le gouvernement Pontifical. Nous avons extrait du travail de Morichini l'analyse des eaux Taurines et de la Ficoncella ; nous n'y trouvons rien de neuf au point de vue de la thérapeutique.

Chaque année on voit arriver à Civita-Vecchia un certain nombre de baigneurs ; nous en avons nous-même soigné quelques-uns, mais pas avec assez de suite pour que nous puissions apprécier les effets des eaux. M. Gerolami, médecin à Civita-Vecchia, nous a assuré qu'à chaque saison il compte de nouvelles cures ; mais ces vagues renseignements sont loin de suffire pour asseoir des indications précises et détaillées. Il faut, pour arriver à quelques notions, comparer les sources Taurines et de la Ficoncella avec des eaux minérales dont on connaît à la fois et la composition chimique et les effets thérapeutiques. Après avoir

---

(1) Ce médecin s'appelait Constantino Nucci.

procédé par cette double voie, on ne peut douter de l'efficacité des eaux de Civita-Vecchia pour la cure de beaucoup de maladies.

Ces eaux peuvent-elles être de quelque utilité pour nos soldats malades, et serait-il possible de les employer sans entraîner des dépenses qui ne fussent pas en rapport avec les services rendus? Nous avons déjà trouvé moyen d'envoyer les militaires dont l'état l'exige, aux eaux thermales de Viterbe. Les résultats sont assez satisfaisants. La création d'un service à Civita-Vecchia serait-elle un double emploi, ou répondrait-elle à d'autres besoins? C'est dans ce dernier sens qu'il faut répondre; l'analyse comparative des eaux semble le prouver.

Nous renvoyons à l'analyse des eaux de Viterbe, faite par MM. Gillet, Dusseuil et Monsel, pharmaciens de l'hôpital militaire de Rome.

Les principes qui manquent à Civita et qui se trouvent à Viterbe sont :

1° Traces d'iode ;
2° Sulfate de potasse et d'alumine ;
3° Carbonate et sulfate de fer ;
4° Chlorure de sodium ;
5° Carbonate de magnésie.

Principes plus abondants à Viterbe qu'à Civita-Vecchia :

1° Sulfate de chaux ;
2° Acide sulfhydrique.

Les eaux de Viterbe sont donc surtout ferrugineuses, en second lieu hydro-sulfuriquées.

On s'étonnera sans doute de nous voir mettre le fer en tête comme principe minéralisateur; mais cette surprise cessera quand on voudra bien comparer la richesse ferrugineuse des eaux de Viterbe avec celle d'autres sources dont les propriétés chimiques et thérapeutiques sont bien connues. En effet, on compte, par litre d'eau de Viterbe, 58 centigrammes de sels de fer; tandis qu'à Pyrmont il n'y en a que 10, à Spa 7, à Forges 5, etc., etc. Nous ajouterons

qu'outre les sources dont nous avons donné l'analyse, on trouve à Viterbe deux autres sources, l'une
ferrugineuse froide, et l'autre ferrugineuse et thermale. Le principe minéralisateur général est donc
le fer, et le soufre n'a fait que se surajouter partielle-
ment.

D'autre part, les 6 centimètres cubes d'acide sulfhydrique contenus dans un litre d'eau de Viterbe
cesseront de paraître une proportion considérable,
quand on jettera un coup d'œil sur l'analyse des autres eaux hydro-sulfuriquées : ainsi, à Aix-la-Cha-
pelle, ce gaz occupe 41 pouces cubes, et, à Aix en Sa-
voie, il figure pour un tiers du volume de l'eau. A
Viterbe, on ne sent déjà plus l'odeur sulfureuse dans
l'eau versée dans les baignoires et prête à recevoir
les malades. Au bout de quelques heures d'exposition
à l'air, les réactifs ne saisissent plus un atôme de ce
gaz dans l'eau. Même au sortir de la source, l'eau est
claire, limpide, non opaline.

Comme troisième caractère, on pourrait appeler
salines les sources de Viterbe ; mais, ni les quantités
de sulfate de soude et de magnésie, ni la dose des
carbonates, ne sont assez considérables pour donner aux eaux une énergie notable comme apéritives,
diurétiques, laxatives, altérantes ; d'autant plus que
l'action de ces sels est contrariée par la présence de
ferrugineux qui agissent comme toniques, et dont
l'astringence est encore augmentée par le sulfate
de potasse et d'alumine. On a constaté des traces
d'iode à Viterbe, et Morichini n'en signale pas à Civita ; mais le chimiste romain n'a pas employé les
moyens nécessaires pour déceler de minimes quantités d'iode,

Les eaux de Civita doivent se ranger dans la classe
des eaux thermales salines proprement dites ; c'est-à-
dire dans ce groupe qui, n'étant caractérisé ni par
une alcalinité, ni par une acidulité notables, contient
différents sels altérants, apéritifs, diurétiques, sudo-
rifiques, purgatifs. L'abondance du sulfate de soude,

du sulfate de magnésie, de l'hydrochlorate de soude, etc., légitime notre classification. L'acide carbonique n'est pas en assez grande quantité pour faire ranger ces eaux parmi les acidules; et la présence de 0,311 centimètres cubes de gaz acide sulfhydrique ne doit être prise qu'en considération secondaire, à cause du peu d'élévation de la dose. Le silicate de fer est assez abondant, surtout dans les eaux de la Ficoncella, pour que son action ne puisse être négligée.

Les eaux de Civita-Vecchia sont donc surtout salines, et, en second lieu, hydro-sulfuriquées et ferrugineuses.

Du parallèle que nous avons tracé, il résulte que les eaux de Civita et de Viterbe répondent à des indications différentes que nous ne ferons pas ressortir ici dans tous leurs détails; ces déductions peuvent être tirées par tout le monde.

Les eaux de la Ficoncella, plus riches que les sources Trajanes en sels altérants, le sont également plus en silicate de fer (18 centigrammes au lieu de 7); chacune de ces eaux répond sans doute à une nuance d'indication qu'il serait difficile de déterminer ici. Les eaux de la Ficoncella semblent préférablement indiquées dans les affections dont la cure exige un changement de stase dans les humeurs, en évitant leur appauvrissement, lorsqu'il existe, par exemple, les éléments scrofules, anémie, chlorose, cachexie. Dans la goutte, la gravelle, peut-être les calculs vésicaux et hépatiques, les eaux Taurines seraient, au contraire, plus utiles; l'acide sulfhydrique n'étant ni le principal élément minéralisateur des eaux de Civita, ni le principe sur lequel nous comptons pour arriver aux indications thérapeutiques.

L'occupation de Civita a beaucoup plus d'assiette et d'importance que celle de Viterbe; nous y possédons un hôpital permanent, complètement organisé, desservi par un personnel suffisamment nombreux d'officiers de santé et d'administration; ce qui n'existe point à Viterbe, où il faut tout créer aux approches de chaque saison thermale ; enfin, les communications sont longues et assez difficiles avec Viterbe, tandis que Civita est le port de Rome, et qu'un service régulier, à l'aide d'un bateau à vapeur, établit entre ces deux localités des communications rapides, dont on pourrait profiter pour l'envoi et le retour des malades. Toutes ces considérations nous paraissent militer en faveur de l'application des eaux de Civita à la cure de certaines maladies. La permanence de nos ressources en personnel et en matériel permettrait d'envoyer des malades presque en toute saison (prinptemps, été, automne), sans plus de formalités que celles qu'exige l'évacuation d'un hôpital sur un autre. Enfin, il est un point de vue que nous devons aussi laisser apercevoir : c'est l'économie comparative qui résulterait du traitement des malades à Civita-Vecchia.

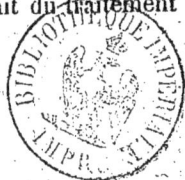

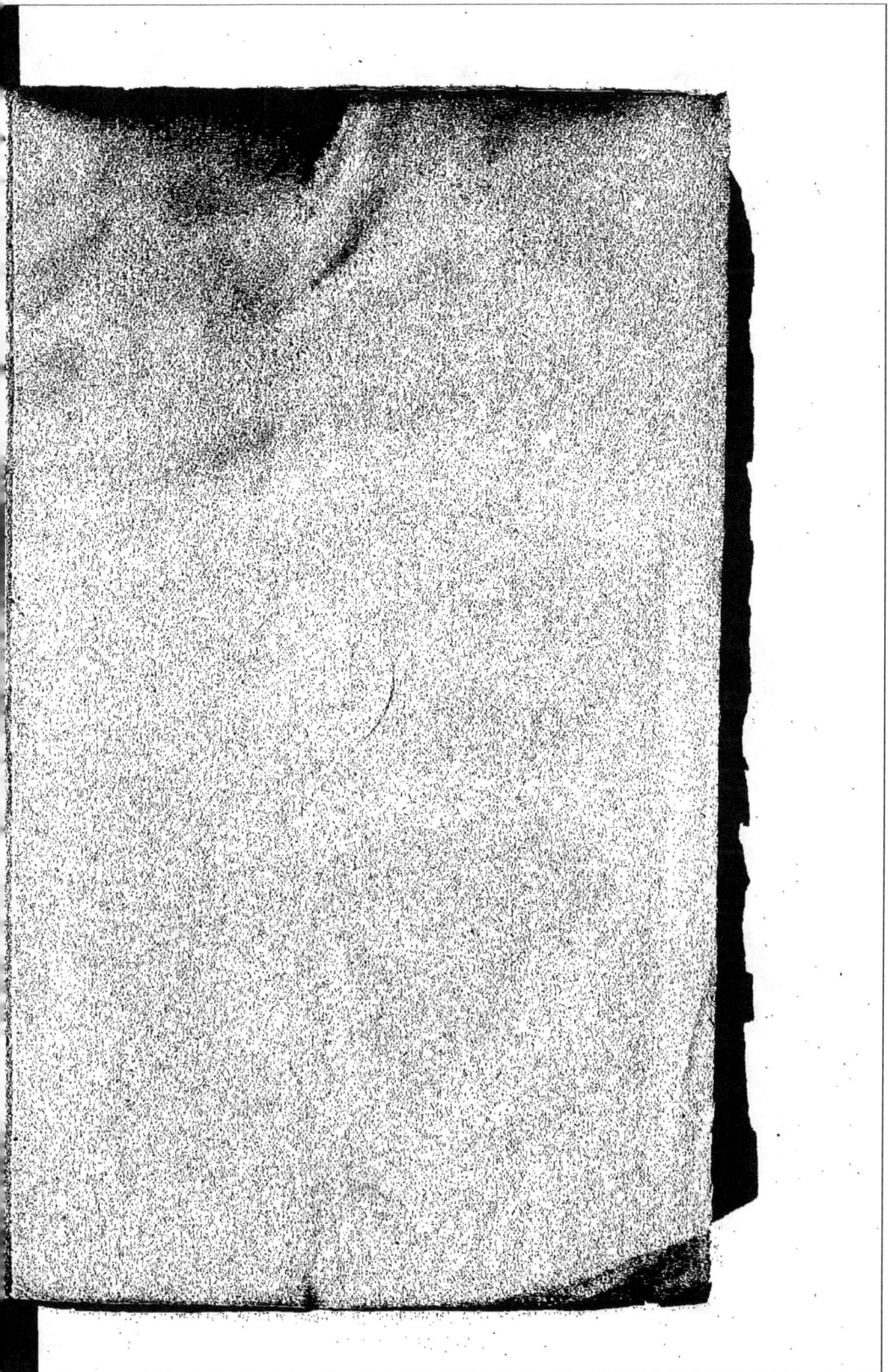

www.ingramcontent.com/pod-product-compliance
Lightning Source LLC
Chambersburg PA
CBHW070819210326
41520CB00011B/2025